黄帝内经

HUANGDI NEIJING

张振伟　王会珍 ◎ 译注

光明日报出版社

图书在版编目（CIP）数据

黄帝内经/张振伟，王会珍译注. -- 北京：光明日报
出版社，2014.7（2024.3 重印）

（光明岛）

ISBN 978-7-5112-6303-2

Ⅰ.①黄… Ⅱ.①张… ②王… Ⅲ.①《内经》—译
文②《内经》—注释Ⅳ.①R221

中国版本图书馆 CIP 数据核字（2014）第 069562 号

黄帝内经

HUANGDI NEIJING

译　　注：张振伟　王会珍

责任编辑：阴海燕　　　　　　　　责任校对：王腾达
封面设计：博文斯创　　　　　　　责任印制：曹　净

出版发行：光明日报出版社
地　　址：北京市西城区永安路 106 号，100050
电　　话：010-67022197（咨询），67078870（发行），67019571（邮购）
传　　真：010-67078227，67078255
网　　址：http://book.gmw.cn
E - mai l：lijuan@gmw.cn
法律顾问：北京德恒律师事务所龚柳方律师

印　　刷：北京一鑫印务有限责任公司
装　　订：北京一鑫印务有限责任公司
本书如有破损、缺页、装订错误，请与本社联系调换，电话：010-67019571

开　　本：150mm × 220mm　　　　　　印　　张：12
字　　数：150 千字
版　　次：2014 年 9 月第 1 版
印　　次：2024 年 3 月第 3 次印刷
书　　号：ISBN 978-7-5112-6303-2

定　　价：29.80 元

目　录

素问

上古天真论篇

昔在黄帝①,生而神灵②,弱而能言,幼而徇齐③,长而敦敏④,成而登天。

【注释】
①黄帝:传说中的古代帝王。
②神灵:聪明而智慧。
③徇齐:此指思维敏捷,理解事物迅速。徇,通"睿",迅疾。齐,敏捷。
④敦敏:敦厚,勤勉。

【译文】
古代的轩辕黄帝,生下来就聪慧灵异,很小的时候就能言善辩,稍长的时候对事物的洞察力就极其敏锐,长大后,勤勉努力而又敦厚朴实,成年之时就登上了天子的宝座。

乃问于天师曰①:余闻上古之人,春秋皆度百岁②,而动作不衰;今时之人,年半百而动作皆衰者,时世异耶?人将失之耶?

【注释】
①天师:黄帝对岐伯的尊称。
②春秋:指人的年龄。

【译文】
(黄帝)于是向岐伯问道:我听说上古时代的人,大多数都能活过百岁,而且行动还很灵便;现今的人,刚满五十岁,动作就有衰老的迹象,这是时代不同呢,还是人们的寿命缩短的缘故呢?

岐伯对曰:上古之人,其知道者①,法于阴阳②,和于术数③,食饮有节,起居有常,不妄作劳,故能形与神俱④,而尽终其天年⑤,度百岁乃去。今时之人不然也,以酒为浆,以妄为常,醉以入房,以欲竭其精,以耗散其真⑥。不知持满,不时御神⑦,务快其心,逆于生乐,起居无节,故半百而衰也。

【注释】

①知道:懂得养生的道理;道,法则也,养生的法则。

②法于阴阳:指取法于天地变化的规律。

③术数:又称术数,是各种技术的统称。这里指调养精气的养生方法。

④形与神俱:形体与精神活动一致,形体壮实,精力旺盛,做到形神俱全。形神是中国哲学及中国医学的重要范畴。古人认为人是形与神的统一体,形体来源于地的阴气,精神来源于天的阳气,二者结合化生为人,二者的分离就是人的死亡。因此,养生的要义就是要保证形与神的统一。

⑤天年:人的自然寿命。

⑥以欲竭其精,以耗散其真:精,精气;真,真气。《黄帝内经》继承了道家精气论自然观,认为包括人在内的万物由精气所化生,养生之道重在保养真精。

⑦御神:御,用也,控制也。控制精神过度思虑,以免过度消耗精气。

【译文】

岐伯回答说:上古时代的人,通晓养生之道的先民,取法自然界阴阳的变化规律,符合修养身性的各种方法,做到饮食有一定节制,作息有所规律,不过分劳累,所以形体和精神能够协调健旺,享尽天地赋予的寿命,百岁以后才离开人世。现今的人就不是这样了,把酒当作甘泉饮料贪饮,把肆意妄为的生活方式作为常态,酒醉之后还肆行房事,纵情色欲,而衰竭精气,耗散真气。不懂得保持精气的充盈,不善于控制精神,一味追求一时感官快乐,违背了真正的生命乐趣,起居没有一定的规律,所以五十岁左右就有衰老的迹象了。

　　夫上古圣人之教也①，下皆为之。虚邪贼风②，避之有时，恬惔虚无③，真气从之，精神内守，病安从来？是以志闲而少欲，心安而不惧，形劳而不倦。气从以顺，各从其欲，皆得所愿。故美其食，任其服，乐其俗，高下不相慕，其民故自朴。是以嗜欲不能劳其目，淫邪不能惑其心。愚智贤不肖，不惧于物④，故合于道。所以能年皆度百岁而动作不衰者，以其德全不危故也。

【注释】

　　①圣人：古代指道德修养极高的人。儒家与道家有不同的理解，《内经》在这方面继承了道家的说法，道德修养达到一定境界依次有真人、至人、圣人、贤人等不同说法。

　　②虚邪贼风：四时不正之气。虚邪，中医把一切致病因素称为"邪"。四时不正之气乘人体体虚而侵入致病，故称"虚邪"。贼风，中医认为风为百病之长，因风伤人，故称"贼风"。《灵枢》有《贼风》篇。因此高士宗："凡四时不正之气，皆谓之虚邪贼风。"

　　③恬惔虚无：清静安闲，无欲无求。语自《庄子·刻意》。

　　④不惧于物：即"不攫于物"，不追求酒色等外物。

【译文】

　　上古时期，通晓养生之道的圣人都向民众教导道：对于四时不正之气和外来致病因素，能够适时回避，精神上舒畅，思想上清静安闲，无贪求之念，这样真气就能深藏调顺，精与神就能守持于内而不致耗散，疾病还怎么会发生呢？所以他们心志闲淑，私欲较少，心情安宁而无恐惧，形体虽然劳作，但不使疲倦。真气和顺从容，每个人的希望和心愿，都能实现和满足。所以无论吃什么都觉得甘美，衣着随便而无讲究，安于社会习俗，互不美慕地位的贵贱，人们自然就日渐变得朴实。因此嗜好欲望，不会干扰他的视听、伤其精神，淫乱邪恶也不会迷惑他的心志。无论愚笨的、聪明的、有能力的、无能力的，都不为身外之物惊扰，他们的行为合符养生，所以他们都能安然度过百岁而动作也不显衰老，这是因为他们通晓养生的方法完备并运用其法又无偏颇,因而不受衰老的危害。

帝曰:人年老而无子者,材力尽邪^①? 将天数然也^②?

【注释】

①材力:精力、筋力也。古人认为肝主筋,阴器为宗筋之聚,故筋力可代表生殖力。

②天数:天赋之数,即天癸之数。中医认为人的生殖能力根源于肾,肾在五行属水,属天干之“癸”,故生殖之精也称为“天癸”。

【译文】

黄帝问道:人年岁老了,就不能再生育子女,是精力衰竭不足呢,还是因为自然的生理寿命所决定的呢?

岐伯曰:女子七岁,肾气实,齿更发长。二七而天癸至,任脉通^①,太冲脉盛^②,月事以时下,故有子。三七,肾气平均,故真牙生而长极。四七,筋骨坚,发长极,身体盛壮。五七,阳明脉衰^③,面始焦,发始堕。六七,三阳脉衰于上^④,面皆焦,发始白。七七,任脉虚,太冲脉衰少,天癸竭,地道不通^⑤,故形坏而无子也。

【注释】

①任脉:奇经八脉之一,循行路线为人体前正中线,从百会穴至会阴穴。主调月经,妊育胎儿。“任脉”受纳一身阴经之气血,阴脉之海。

②太冲脉:奇经八脉之一,能调节十二经的气血,主月经。冲,意为虚。气无形,其性虚,故称“冲气”。中医认为冲脉为十二经之海,气血大聚于此,有“冲为血海”之说。

③阳明脉:指十二经脉中的手阳明、足阳明经脉,这两条经脉上行于头面发际,如果经气衰退,则不能营于头面而致面焦发脱。

④三阳脉:指会于头部的手足太阳、手足阳明、手足少阳六条经脉。

⑤地道不通:指女子断经。女子属阴、属地,所以女性的生理功能称为“地道”。

岐伯回答说:女子到了七岁,肾气开始充盛,乳牙更换而毛发生长。到了十四岁,天癸开始发挥作用,使任脉通畅,太冲脉旺盛,月经按时而至,所以就可以孕育子女。到了二十一岁,肾气充满,智齿已经生长完毕。二十八岁时,筋骨坚强,毛发也生长到了最旺盛的阶段,这时身体也是最旺盛的时期。到了三十五岁,阳明经气开始衰少,面部开始衰老枯槁,头发开始脱落。到了四十二岁,三阳脉的经气都衰退了,整个面部枯槁,头发开始变白。到了四十九岁,任脉空虚,太冲脉气血衰微,天癸竭尽,月经断绝,所以形体衰老而不能再生育了。

丈夫八岁,肾气实,发长齿更。二八,肾气盛,天癸至,精气溢泻,阴阳和^①,故能有子。三八,肾气平均,筋骨劲强,故真牙生而长极。四八,筋骨隆盛,肌肉满壮。五八,肾气衰,发堕齿槁。六八,阳气衰竭于上,面焦,发鬓颁白。七八,肝气衰,筋不能动。八八,天癸竭,精少,肾脏衰,则齿发去,形体皆极^②。肾者主水,受五脏六腑之精而藏之,故脏腑盛,乃能泻。今五脏皆衰,筋骨解堕,天癸尽矣,故发鬓白,身体重,行步不正,而无子耳。

【注释】

①阴阳和:和,和合,交媾。此处阴阳指男女。

②形体皆极:形体衰弱至极。

【译文】

男子八岁时,肾气开始充实,毛发生长,乳牙更换。到了十六岁时,肾气旺盛,天癸开始发挥作用,精气充满而外泄,男女阴阳交合,就能够开始生育子女。到了二十四岁,肾气已经充实,筋骨强劲有力,智齿生长完好。到了三十二岁,筋骨更加粗壮有力,肌肉丰满发达到了充实。到了四十岁,肾气逐渐衰退,头发开始脱落,牙齿渐至枯槁。到了四十八岁,三阳经气从人体头面部开始衰少,面色憔悴少华,发鬓花白。到了五十六岁,肝脏的功能和经气衰败,筋骨运动不灵活了。到了六十四岁,天癸开始枯竭,精气衰竭,肾脏的功能减退,牙齿头发脱落,整个形体都到了衰老的阶段。人体的肾脏主全身水液,它接受并贮藏五脏六腑输来的精华之气,所以五脏旺盛,肾脏才有精气向其他脏腑输送。现在五脏都已经皆衰老,筋骨不坚,天癸竭尽,所以发鬓大多斑白,身体变得沉重,步态不稳,所以也就没有生育能力了。

帝曰:有其年已老而有子者,何也?

岐伯曰:此其天寿过度①,气脉常通,而肾气有余也。此虽有子,男不过尽八八,女不过尽七七,而天地之精气皆竭矣②。

【注释】

①天寿:"天年"。

②天地:指男女。

【译文】

黄帝问道:有人年纪已老,还能够生育子女,这是什么原因呢?

岐伯回答道:这是因为天赋予他们的禀赋超过了常人,气血经脉经常畅通,因而肾气也比一般人充盛。这种人虽然能够生育,但一般男子不超过六十四岁,女子不超过四十九岁,这个岁数的男女精气就都枯竭了。

帝曰:夫道者,年皆百数,能有子乎?

岐伯曰:夫道者,能却老而全形,身年虽寿,能生子也。

【译文】

黄帝问:通晓养生并且有所成就的人,大多都能活到百岁,还能生育吗?

岐伯说:善于养生的人,能够延缓衰老的到来并且能够保持身体如壮年,所以即使年事已高,还是能够生育。

黄帝曰:余闻上古有真人者①,提挈天地,把握阴阳。呼吸精气,独立守神,肌肉若一。故能寿敝天地,无有终时。此其道生。

①真人:至真之人。指养生修养最高的一种人。

【译文】

黄帝说:我听说上古时代有养生境界很高的真人,他们能够把握天地阴阳自然规律的消长变化,并与之同步,吸纳天地间的精华之气以养自身,并且保守精神独立不为所惑,形体与精神始终合一。因此可以做到寿与天齐,没有死亡之时。这就是得长生之道。

中古之时,有至人者①,淳德全道,和于阴阳②。调于四时③,去世离俗。积精全神,游行天地之间,视听八达之外④。此盖益其寿命而强者也。亦归于真人。

【注释】

①至人:指修养高,次于真人的人。

②和于阴阳:符合阴阳变化之道。

③调于四时:适应四时气候的往来。

④八达:八方之极的地方。

【译文】

中古时代有达到养生至人境界的人,他们道德淳朴完美,养生合符天地阴阳的变化规律。调整适应四时气候的变化,离开喧闹的俗世。能够凝聚精力调全神志,能够在天地之间畅游,见闻能够达到八方之极的以外地方。这些人因为能够使寿命延长,身体强健。也可归属真人之列。

其次有圣人者,处天地之和,从八风之理①,适嗜欲于世俗之间,无恚嗔之心②。行不欲离于世,举不欲观于俗。外不劳形于事,内无思想之患。以恬愉为务③,以自得为功。形体不敝,精神不散,亦可以百数。

【注释】

①八风:指东、南、西、北、东南、西南、西北、东北八方之风。

②恚(huì)嗔:生气,愤怒嗔怨。

③恬愉:清静愉悦。

【译文】

其次就是达到养生圣人境界的人,他们能够安然居于天地平和之间,顺从四时八风的变化,为适合世俗习惯来调整自己的爱好,从无愤怒嗔怨之心。行为不欲脱离世俗习惯,但举止有自己风格而不愿效仿于世俗。在外不欲使形体受外物所劳,在内不欲使内心受外界思想所患。以愉悦清静为本务,以自得悠然为效果。所以能够做到形体不见衰老,精神不见耗散,寿命亦可达到百岁。

其次有贤人者,法则天地,象似日月。辩列星辰①,逆从阴阳②。分别四时,将从上古。合同于道,亦可使益寿而有极时。

【注释】

①辩:通"辨",分辨。

②逆从阴阳:顺从阴阳升降的变化。逆从,偏义复词,意偏于"从"。

【译文】

最后有到达养生贤人境界的人,他们能效法天地阴阳的变化,取象日月的升降规律,分辨星辰的运行轨迹,顺从阴阳的相互消长。依据四时气候的变化,追随上古真人,修养身体,以求符合于养生的道理,这样,也可以使寿命延长而接近天赋予的寿数极限。

四气调神大论篇

春三月①,此谓发陈②。天地俱生,万物以荣③。夜卧早起,广步于庭。被发缓形,以使志生。生而勿杀,予而勿夺,赏而勿罚。此春气之应,养生之道也。逆之则伤肝,夏为寒变④。奉长者少。

【注释】

①春三月:指农历的正、二、三月。按节气为立春、雨水、惊蛰、春分、

清明、谷雨六个节气。

②发陈：推陈出新。

③万物：古人常指草木。物，本意为杂色牛，在古代文献中，多引申为有生命之物。泛指一切存在之物是近代以来的事。

④寒变：夏月所患寒性疾病之总名。

【译文】

春三月，是万物复苏的季节。天地间生机勃发，草木也随之欣欣向荣。为适应这种环境，人们应当夜卧早起，在庭院里散步。披开头发，宽衣松带，以便使神志随着春天生发之气而愉快舒畅。神志活动一定要顺应春生之气，而不要折逆它。这就是适应春生之气的养生方法。违背了这个方法，就会损伤到肝，到了夏天就可能患寒性病变。这是因为春天生养的基础差，供给夏天生长的物质基础也就差了的缘故。

夏三月①，此谓蕃秀②。天地气交，万物华实。夜卧早起，无厌于日。使志无怒，使华英成秀③。使气得泄，若所爱在外。此夏气之应，养长之道也。逆之则伤心，秋为痎疟④。奉收者少。

【注释】

①夏三月：指农历的四、五、六月。按节气为立夏、小满、芒种、夏至、小暑、大暑六个节气。

②蕃(fán)秀：草木繁茂，华美秀丽。秀，华美。

③华英：这里指人的容貌面色。华，通"花"字。英，草之花。

④痎(jiē)疟：疟疾的总称。

【译文】

夏三月，是草木繁茂秀美的季节。这一时期，天地阴阳之气上下交通，各种植物都开花结果。为适应这种环境，人们应当晚卧早起，不要厌恶夏天天热太长。心情要愉悦而没有郁怒，容色秀美自然。并使腠理宣通，人体阳气能向外宣通疏发，就像有被所爱之物吸引一样。这就是与夏长之气相应的长养的道理。如果违反了这一道理，就会损伤到心，到了秋天就可能患疟疾。这是因为夏天长养的基础差，供给秋天收敛的能力就匮乏的缘故。到了冬天还可重复发病。

秋三月①,此谓容平②。天气以急,地气以明。早卧早起,与鸡俱兴。使志安宁,以缓秋刑。收敛神气,使秋气平。无外其志,使肺气清。此秋气之应,养收之道也。逆之则伤肺,冬为飧泄③。奉藏者少。

【注释】

①秋三月:指农历的七、八、九月。按节气为立秋、处暑、白露、秋分、寒露、霜降六个节气。

②容平:盛满,草木到秋天已达成熟的景况。

③飧(sūn)泄:完谷不化的泄泻。飧,本意为夕食。引申有水浇饭之意。

【译文】

秋三月,是草木自然成熟的季节。秋风渐来,天气劲急;暑湿已去,地气清明。为适应这种气候环境,人们应当早睡早起,像鸡一样,天黑入睡,天明而起。保持志意安逸宁静,从而舒缓秋天肃杀气候对身体的影响。要收敛神气,精神内守不急不躁,使秋令肃杀之气得以平和。不要让意志外驰,以使肺气得以清和均匀。这就是适应秋天调养收养之气的方法。如果违背了这个方法,就会伤肺,到了冬天就容易生完谷不化的飧泄病。这是因为秋天收养的基础差,供给冬天潜藏之气的能力减少的缘故。

冬三月①,此谓闭藏②。水冰地坼③,无扰乎阳。早卧晚起,必待日光。使志若伏若匿,若有私意。若已有得,去寒就温。无泄皮肤,使气亟④夺。此冬气之应,养藏之道也。逆之则伤肾,春为痿厥⑤。奉生者少。

【注释】

①冬三月:指农历的十、十一、十二月。按节气为立冬、小雪、大雪、冬至、小寒、大寒六个节气。

②闭藏:密闭潜藏。指万物生机潜伏。

③地坼:坼(chè),裂也。指大地因寒冷而龟裂。

④气:指"阳气"。亟(qì):频繁,多次。夺:被耗伤。

⑤痿厥:四肢枯萎,软弱无力。

【译文】

冬三月,是万物生机闭藏潜伏的季节。寒冷的天气,使水结成冰,大地被冻开裂。这时人们不能扰动阳气。为适应这种环境,应该早睡晚起,一定等到日出时才起床。使意志如伏似藏,像有所想,又要像有所得似的,在生活上还要避寒就温。不要开泄皮肤而使汗出耗伤阳气。这就是适应冬天调养藏之气的方法。如果违反了这个方法,就会损伤到肾,到了春天,就要患痿厥病。这是因为冬天闭藏的基础差,供给春天生养的能力不足的缘故。

天气,清净光明者也,藏德不止,故不下也。天明则日月不明,邪害空窍①。阳气者闭塞,地气者冒明。云雾不精②,则上应白露不下。交通不表,万物命故不施③,不施则名木多死。恶气不发,风雨不节,白露不下,则菀槁不荣④。贼风数至,暴雨数起,天地四时不相保⑤,与道相失,则未央绝灭。唯圣人从之,故身无奇病⑥。万物不失,生气不竭。

【注释】

①空(kōng)窍:孔窍。空,穴,洞。

②不精:"精"与"晴"通,不晴。

③不施:不得生长。

④菀(yù)槁不荣:生气蓄积不通而枯槁失荣。菀,茂盛。

⑤天地四时不相保:春、夏、秋、冬不能保持阴阳变化的正常规律。

⑥奇病:重病。

【译文】

天气是清净光明的,蕴藏着生生之德而不显露,并运行不止,所以万物才能长存而不消亡。如果天不藏德,阴霾昏暗,昼不见日光,夜不见月辉,外邪就会乘虚侵入天地孔窍之间,酿成灾祸。因而就会使流畅的阳气闭塞不通,沉浊的地气,反而上冒而使天空昏蒙。云雾弥漫,地气不得上应天气,雨露也就不能下降。天地之气不能正常地上下交通,万物的生机不得生长,这样大的树木也多死亡。邪恶之气潜藏不去,风雨失调,雾露当降不降,这样草木万物就枯槁不荣。再加上邪风时时侵袭,暴雨不断袭击,春、夏、秋、冬四时次序不能保持正常的规律,这样就违背了正常的生长规律,万物活不到正常期限便就夭折了。因而,只有圣人能够顺应自然变化而养生,所以就不会发生重病。要是万物都不失保养的道理,其生机是不会衰竭的。

逆春气,则少阳不生①,肝气内变。逆夏气,则太阳不长,心气内洞②。逆秋气,则少阴不收,肺气焦满。逆冬气,则太阴不藏,肾气独沉。夫四时阴阳者③,万物之根本也。所以圣人春夏养阳,秋冬养阴④,以从其根。逆其根,则伐其本,坏其真矣。故阴阳四时者,万物之终始也,死生之本也。逆之则灾害生,从之则苛疾不起。是谓得道。道者,圣人行之,愚者背之。从阴阳则生,逆之则死,从之则治,逆之则乱。反顺为逆,是谓内格⑤。

【注释】

①少阳:指春季。根据阴阳学说春季为少阳,夏季为太阳,秋季为少阴,冬季为太阴。

②内洞:内虚。洞,空,虚。

③四时阴阳:指春温、夏热、秋凉、冬寒的四季变化和一年阴阳变化规律。

④春夏养阳,秋冬养阴:春夏保养心肝,秋冬保养肺肾。

⑤内格:关格,古病名,临床表现为水谷不入(关闭)、二便不通(阻格)。

【译文】

假如违背了春天生发之气,那么少阳就不能生发,从而使肝气内郁而致生病变。如果违背了夏天长养之气,那么太阳就不能生长,就会有心气内虚之证。如果违逆了秋天收敛之气,那么少阴就不能收敛,就会使肺气郁滞而叶焦满闷。如果违逆了冬天潜藏之气，那么太阴就不能潜藏，就会使肾气虚衰，下陷为病。以上所说的四时阴阳变化，是万物生长收藏的根本。因此圣人顺应这个规律养生，在春夏保养心肝阳气，在秋冬保养肺肾阴精，以顺应四时变化养生的原则。如果违背了这一根本原则，便会使本元受到摧残，形体受到损害。所以四时阴阳的变化，是万物的始终，死生的本源。违反了它，就会发生灾害；顺从了它，就不会患重病。只有这样，才可以说是符合养生规律。不过这种养生规律，只有圣人能够遵照实行，愚昧的人却只会违背它。如果顺应阴阳变化的规律，就会正常生存，如果违背了阴阳变化规律，就会死亡；顺从这个规律就会安定健康无灾，违背了，就会有灾厄祸乱。如果把违逆阴阳四时的变化当作顺从，就会使机体与外界环境产生格拒，也可能生关格病。

是故圣人不治已病治未病，不治已乱治未乱，此之谓也。夫病已成而后药之，乱已成而后治之，譬犹渴而穿井，斗而铸兵，不亦晚乎？

【译文】

所以圣人不主张有了疾病再去治疗，而讲究在未病之前加以预防；不治已形成的祸乱而是注重在未乱之前预防。假如疾病形成以后再用药治疗，动乱形成以后再去平治，就好像口渴才去挖井，临战才去铸造兵器，那不是太晚了吗？

阴阳应象大论篇

黄帝曰：阴阳者，天地之道也，万物之纲纪^①，变化之父母^②，生杀之本始^③，神明之府也，治病必求于本^④。故积阳为天，积阴为地。阴静阳躁，阳生阴长，阳杀阴藏。阳化气，阴成形^⑤，寒极生热，热极生寒。寒气生浊，热气生清。清气在下，则生飧泄。浊气在上，则生䐜胀^⑥。此阴阳反作，病之逆从也^⑦。

①纲纪:大纲要领。总的为纲,分支为纪。

②父母:指根源。

③生杀:生长与消亡。本始:根本。

④本:根源,根本。这里指阴阳。

⑤阳化气,阴成形:这里的气指能力、力量。形,指形体、物质。

⑥䐜(chēn)胀:上腹部胀满。

⑦逆:反常的病症称"逆证"。从:正常的病症称"顺证"。

【译文】

黄帝说:阴阳,是宇宙间的普遍规律,是一切事物变化的纲领,万物变化的起源,是事物产生毁灭的根本,是自然界万物发展变化的动力源泉和表现于外的现象等无不包含在阴阳之中,治病必须寻求这个的根本。在宇宙之中,清阳之气积聚上升为天,浊阴之气凝聚下降为地。相对静止的属阴,比较躁动的为阳,阳主生发,阴主成长,阳主肃杀,阴主收藏。当事物表现为气化时为阳,成为有形物质是为阴。寒到极点就会转化为热,热到极点也会转化为寒。寒气能产生浊阴,热气能产生清阳。清阳之气下陷而不上升,就会发生飧泄。浊阴之气上升而不下降,就会发生腹部胀满。这都是阴阳反常形成的病理机制。

故清阳为天,浊阴为地。地气上为云,天气下为雨。雨出地气,云出天气。故清阳出上窍①,浊阴出下窍②。清阳发腠理,浊阴走五脏。清阳实四支,浊阴归六腑。

【注释】

①上窍:指眼耳口鼻七窍。

②下窍:指前后二阴。

【译文】

所以自然界,清阳之气上升变为天,浊阴之气下降变成地。地面水蒸气上蒸成为云,天空的水蒸气下降就变成雨。雨是地面之气上升为云转变而成的,云是天空之气凝集下降的雨水经蒸发而成的,这些都是由于阴阳相互转化的结果。同样,人体的阴阳变化也是这样,清阳之气从上窍而出,浊阴之气从下窍而走。清阳之气问腠理发散于外,浊阴之气则内注于五脏。清阳之气能充实四肢,浊阴之气则内走于六腑。

水为阴,火为阳。阳为气①,阴为味②。味归形③,形归气。气归精④,精归化⑤。精食气⑥,形食味。化生精⑦,气生形。味伤形⑧,气伤精。精化为气,气伤于味。

【注释】

①气:气化,是指功能或活动能力。

②味:泛指一切食物的性味。

③归:生成,滋养。形:指形体,包括脏腑、肌肉、血脉、筋骨、皮毛等。

④精:精气、精血。

⑤化:生化。

⑥食(sì)依赖、仰赖。

⑦生:产生、形成。

⑧伤:伤害、损失。

【译文】

水属阴,火属阳。以药食的气味分阴阳,气为阳,而味为阴。饮食五味进入人体,其味滋养着人体,形体得到滋养,才能进行正常的气化活动。饮食五味的气能滋养人的精气,精气充足,才得以进行气化。人身精气与形体又靠药食气味的滋养维持正常的生化。反过来也会促进精气的生化和形体的发育。但是饮食不节,其气味也能伤害精气和形体,损伤人体的正常气化功能。

阴味出下窍,阳气出上窍。味厚者为阴①,薄为阴之阳。气厚者为阳,薄为阳之阴。味厚则泄,薄则通。气薄则发泄,厚则发热。壮火之气衰②,少火之气壮③。壮火食气,气食少火。壮火散气,少火生气。气味,辛、甘发散为阳,酸、苦涌泄为阴。

【注释】

①味厚者为阴:中医药学将药物之性分为四气五味。四气源于一年

四季天气的变化,所以有寒、热、温、凉四大类,属阳。五味源于地气,有酸、苦、甘、辛、咸五大类,属阴。气厚的为纯阳,味厚的为纯阴,气薄的为阳中之阴,味薄的为阴中之阳。

②壮火:过盛的阳气,这种火是病理性的邪火。

③少火:微少的阳气,这种火属于正常生理性的,是人体生命活动的动力。

【译文】

药物食物的味属阴,故偏向于走下窍;药物食物的气属阳,故偏向于走上窍。五味之中,味厚者属于纯阴,味薄者属于阴中之阳。气厚者属于纯阳,气薄者属于阳中之阴。味厚者有泄下的作用,味薄者有疏散的作用。气薄的能够向外疏散邪气,气厚的却能助阳化热。亢盛之阳能使元气虚衰,微少之阳能使元气旺盛。因为亢盛的阳气能够侵蚀元气,而元气又赖于微少的阳气煦养。亢阳能使元气耗散,微阳却能助元气旺盛。因此,气味之中,辛甘而具有发散的功能属于阳,酸苦具有涌吐泄下的作用而属于阴。

阴胜则阳病,阳胜则阴病。阳胜则热,阴胜则寒。重寒①则热,重热②则寒。寒伤形,热伤气。气伤痛,形伤肿。故先痛而后肿者,气伤形也;先肿而后痛者,形伤气也。风胜则动,热胜则肿,燥胜则干,寒胜则浮③,湿胜则濡泻④。

【注释】

①重寒:寒到极致。

②重热:热到极致。

③浮:浮肿。

④濡泻:湿泻。

【译文】

阴气偏胜,就会损伤阳气而生病;阳气偏胜,也就会损伤阴气而生病。阳气偏胜则会产热,阴气偏胜则会生寒。寒到极致,则会有热象出现;热到极致,则又会有寒象出现。寒邪多使人的形体受损伤,热邪则多使人体真气受损伤。真气受伤，郁滞不通则会产生疼痛，形体受损则血脉瘀阻，则会发生肿胀。因此，但凡先有疼痛而后肿胀者，多是因为气机郁滞不通而使形体血脉瘀阻；但凡有先肿胀而后疼痛的，则多是形体受伤，血脉瘀阻而致气机运行受阻。风邪偏胜，就易发生动摇痉挛；热邪偏胜，肌肉就易发生红肿；燥邪偏胜，津液耗伤就会干涸；寒邪偏胜，损伤阳气，就容易发生浮肿；湿邪偏胜，水湿停聚，则易生稀溏泄泻。

天有四时五行，以生长收藏，以生寒暑燥湿风。人有五脏化五气[1]，以生喜怒悲忧恐。故喜怒伤气，寒暑伤形；暴怒伤阴，暴喜伤阳。厥气上行[2]，满脉去形。喜怒不节，寒暑过度，生乃不固。故重阴[3]必阳，重阳[4]必阴。故曰：冬伤于寒，春必温病；春伤于风，夏生飧泄[5]；夏伤于暑，秋必痎疟；秋伤于湿，冬生咳嗽。

【注释】

①五气：五脏之气，由五气而生五志，即喜怒悲忧恐。

②厥气：逆行之气。

③重阴：阴偏盛到极致，是为重阴。

④重阳：阳偏盛到极致，是为重阳。

⑤飧(sūn)泄：完谷不化的泄泻。

【译文】

大自然有春、夏、长夏、秋、冬四时五季的推移，木、火、土、金、水五行的生克变化，形成了生、长、化、收、藏的规律，产生了风、火、暑、湿、燥、寒的气候。而人亦对应有肝、心、脾、肺、肾五脏，五脏化生五气，产生喜、怒、悲、忧、恐等情志。因而，过喜过怒容易伤五脏之气，寒暑外袭，容易损伤形体；过怒则易伤阴气，过喜则易伤阳气。如果逆气上冲，血随气逆，满于经脉，则神气耗散，离形而去。因此，喜怒不加节制，寒暑不加调适，生命就不会稳固。因为阴气到极致则会转化为阳，阳气到极致则又会转变为阴。因此说：冬天感受过多寒气，到了春天就容易生热性病；春天感受过多风气，到了夏天就容易生完谷不化的泄泻病；夏天感受过多暑气，到了秋天就易生疟疾；秋天感受过多湿气，到了冬天就易生咳嗽。

帝曰:余闻上古圣人,论理人形,列别脏腑①;端络经脉,会通六合,各从其经;气穴所发,各有处名;谿谷属骨②,皆有所起;分部逆从,各有条理;四时阴阳,尽有经纪。外内之应,皆有表里。其信然乎?

【注释】

①六合:四方上下为"六合"。十二经脉的阴阳配合也称"六合"。这里是用联系自然界的四方上下方位六合来排比十二经脉的阴阳六合。

②谿谷属骨:"谿",同"溪"。山间的夹道或水道称"谷"。中医借用来指肌肉会聚之处。在肌肉会聚处肌腱交迭而形成凹陷似"谿谷"。属骨,两骨相连之处。

【译文】

黄帝问:我听说古代有医学素养的圣人,研究人体的形态,辨别五脏六腑;了解经脉的分布,审察十二经脉阴阳六合的起止循行与络属关系;经气所发穴位的部位和名称;肌肉与骨节连属的"谿谷",它们都有一定的起始点;皮部浮络的属阴属阳,为顺为逆,条理分明;四时阴阳变化,都有一定规律;自然界的变化与人体内部是相互对应的,都有表里相合关系。这个说法是否真是这样的?

岐伯对曰:东方生风,风生木,木生酸,酸生肝,肝生筋,筋生心。肝主目。其在天为风,在地为木,在体为筋,在藏为肝,在色为苍①,在音为角,在声为呼,在变动为握,在窍为目,在味为酸,在志为怒。怒伤肝,悲胜怒;风伤筋,燥胜风;酸伤筋,辛胜酸。

【注释】

①苍:青色。

【译文】

岐伯回答说:东方在四时对应春季,阳气上升而生风,风能生养木气,木气能滋生酸味,酸味能濡养肝脏,肝又能濡养筋脉,筋脉又能养心。肝气通于目窍。在天对应六气中的风,在地对应五行中的木,在人体属筋,五脏中为肝,五色中为青色,五音中属角音,五声中为呼,在变动对应为握,在窍道中为目窍,五味中为酸,情志中为怒。怒能使肝受损伤,悲伤又可以抑制怒气;风气能够使筋脉受损伤,但燥气又可以抑制风气;酸味的食物能够损伤筋脉,但辛味又可以克制酸味。

南方生热,热生火,火生苦,苦生心,心生血,血生脾。心主舌。其在天为热,在地为火,在体为脉,在藏为心,在色为赤,在音为徵,在声为笑,在变动为忧,在窍为舌,在味为苦,在志为喜。喜伤心,恐胜喜;热伤气,寒胜热;苦伤气,咸胜苦。

【译文】

南方在四时对应夏季,阳气大盛而对应炎热,热能生火,火气产生苦味,苦味能滋养心脏,心主生血,血能濡养脾脏。心气开窍于舌。其在天对应六气中的热,在地对应五行中的火,在人体中对应血脉,五脏为心,五色为红色,五音中为徵音,五声中为笑,在人变动对应为忧愁,在窍道为舌,五味对应为苦味,情志中为喜。过喜能使心气受伤,但恐惧可以抑制欢喜;热邪能耗伤心气,但寒气可以克制热气;苦味能耗伤心气,但咸味可以克制苦味。

中央生湿,湿生土,土生甘,甘生脾,脾生肉,肉生肺。脾主口。其在天为湿,在地为土,在体为肉,在藏为脾,在色为黄,在音为宫,在声为歌,在变动为哕,在窍为口,在味为甘,在志为思。思伤脾,怒胜思;湿伤肉,风胜湿;甘伤肉,酸胜甘。

【译文】

中央在四时对应长夏,热气蒸发而生湿,湿能长土气,土能产生甘味,甘味能滋养脾气,脾气主肌肉,肌肉健壮毛孔开合又能充实肺气。脾气通于口。其在天对应六气中的湿,在地对应五行中的土,在体为肌肉,五脏为脾,五色为黄色,五音为宫音,五声对应为歌唱,在变动中为干哕,窍道中为口,五味中为甘味,情志中为思虑。思虑能损伤脾气,但愤怒可以克制思虑;湿气能损伤形体肌肉,风气又可以抑制湿气;甘甜之味能使伤肌肉受损伤,但酸味可以克制甘味。

西方生燥,燥生金,金生辛,辛生肺,肺生皮毛,皮毛生肾。肺主鼻。其在天为燥,在地为金,在体为皮毛,在藏为肺,在色为白,在音为商,在声为哭,在变动为咳,在窍为鼻,在味为辛,在志为忧。忧伤肺,喜胜忧;热伤皮毛,寒胜热;辛伤皮毛,苦胜辛。

【译文】

西方在四时中对应秋季,天气劲急而化燥气,燥能使金气旺盛,金能产生辛味,辛味直通肺气,肺气敷布体表就可以滋养皮毛,皮毛润泽又能使肾水充盈。肺气通于鼻。其在天对应六气中的燥气,在地对应五行中的金,在体为皮毛,在五脏为肺,在五色为白色,在五音为商音,在五声为哭泣,在变动中为咳喘,在窍道为鼻,在五味为辛,在情志为忧伤。忧能损伤肺气,欢喜又可以抑制忧伤;热气能使皮毛焦枯,但寒气又可以抑制热气的损害;辛味能使皮毛枯槁,但苦味又可以抑制辛味的损害。

北方生寒,寒生水,水生咸,咸生肾,肾生骨髓,髓生肝。肾主耳。其在天为寒,在地为水,在体为骨,在藏为肾,在色为黑,在音为羽,在声为呻,在变动为栗,在窍为耳,在味为咸,在志为恐。恐伤肾,思胜恐;寒伤血,燥胜寒;咸伤血,甘胜咸。

【译文】

北方在四时对应冬季,阴气凝聚而生寒气,寒气又能生水气,水多则产生咸味,咸味能滋生肾气,肾主生髓,骨髓充实又能滋养肝脏。肾气通于耳。其在天对应六气中的寒,在地对应五行中的水,在体为骨,在五脏为肾脏,在五色为黑色,在五音为羽音,在五声为呻吟,在变动为战栗,在窍道为耳,五味对应咸味,在情志为恐惧。恐惧能损伤肾气,但思虑可以抑制恐惧的伤害;寒气能使骨骼受伤害,但燥气又可以抑制寒气的损伤;咸味能伤及骨骼,但甘味又可以抑制咸味的伤害。

故曰:天地者,万物之上下也;阴阳者,血气之男女也;左右者,阴阳之道路也①;水火者,阴阳之征兆也;阴阳者,万物之能始也。故曰:阴在内,阳之守也;阳在外,阴之使也。

【注释】

①左右者,阴阳之道路也:古人认为,阴气右行,阳气左行。

【译文】

所以说:天地就是万物上下负载的宇宙;阴阳就是雌雄生命体化生气血的根源;左右就是阴阳通行的道路;而水火就是阴阳在外界的表现。一言以蔽之,阴阳就是一切事物变化生成的本始。所以说阴阳是互根互用的。阴安守于内,有阳在外为它护卫;阳敷布于外,有阴在内为它提供辅佐。

帝曰:法阴阳奈何?

岐伯曰:阳胜则身热,腠理闭,喘粗为之俯仰。汗不出而热,齿干以烦冤,腹满死。能冬不能夏①。阴胜则身寒,汗出,身常清②,数栗而寒,寒则厥,厥则腹满死。能夏不能冬。此阴阳更胜之变,病之形能也③。

【注释】

①能:同"耐"。

②清:通"清"(qìng),寒。

③能:通"态"。

【译文】

黄帝问:人如何效法于阴阳呢?

岐伯回答道:阳气太过,身体就会发热,皮毛腠理闭阻,则喘息气促,身体摆动俯仰难安。毛窍紧闭而邪汗难处则郁内发热,邪热耗伤津液则牙齿干燥,心神烦闷不安,再者腹部胀满难忍。患者能耐受得了冬季,却不能耐受夏季。阴气太过,身体就会发冷,汗液外泄,时常感觉身上发冷,甚至时常寒战,甚者因寒重而出现手足厥冷,手足厥冷之后便是腹部胀满难以忍受。患者能耐受夏季，却不能耐受冬季。这就是阴阳偏胜所引起疾病的症状的变化。

帝曰：调此二者，奈何？

岐伯曰：能知七损八益①，则二者可调；不知用此，则早衰也。年四十，而阴气自半也，起居衰矣；年五十，体重，耳目不聪明矣；年六十，阴痿，气大衰，九窍不利，下虚上实，涕泣俱出矣。故曰：知之则强，不知则老，故同出而名异耳。智者察同，愚者察异。愚者不足，智者有余。有余则耳目聪明，身体轻强，老者复壮，壮者益治。是以圣人为无为之事，乐恬惔之能，从欲快志于虚无之守，故寿命无穷，与天地终。此圣人之治身也。

【注释】

①七损：女子月事贵在时下。因女性以七年为生命节律变化周期。八益：男子精气贵在充满。因男性以八年为生命节律变化周期。

【译文】

黄帝问：那如何调整阴阳呢？

岐伯回答说：能够知道七损八益的道理，那么阴阳就可以调和了；如果不知道这个道理，就可能过早衰老。年满四十岁，则阴气减损一半，日常起居动作显得衰退了；年满五十岁，身体动作就显得笨重，耳不再聪，目不再明；年满六十岁，则阴气痿绝，元气大衰，九窍功能减退，下虚上实，流鼻涕、滴眼泪等衰老征象就都出现了。所以说：懂得养生道理的人，身体就会强壮健康，不懂得养生道理的人，就会很容易衰老，所以，一起来到这个世上生活的人，最后的结果却有所不同。懂养生的人，在无病时，就注意养生；不懂养生的人，在有病时，才知道调养。不懂养生的人时常感到体力不足，懂养生的人却感到精力时常有余。精力有余，则耳聪目明，身轻健强，即使到老了年，也好像在壮年一般，而强壮的人就更加强壮了。因此懂养生的人，能够顺乎自然而不做无益于健康养生的事，以恬静持守虚无之道为快乐，使心志的快乐而自由。是故，能享无穷寿命，与天地长存。这就是懂养生的圣人的养生方法。

天不足西北,故西北方阴也,而人右耳目不如左明也。地不满东南,故东南方阳也,而人左手足不如右强也。

帝曰:何以然?

岐伯曰:东方阳也,阳者其精并于上,并于上则上明而下虚,故使耳目聪明而手足不便也。西方阴也,阴者其精并于下,并于下则下盛而上虚,故其耳目不聪明而手足便也。故俱感于邪,其在上则右甚,在下则左甚,此天地阴阳所不能全也,故邪居之。

【译文】

阳气在西北方是不充足的,所以西北方属阴,人与自然天气相应,所以右边的耳目不如左边的聪明。阴气在东南方是不盈满的,所以东南方属阳,人左边的手足也就不如右边的灵活了。

黄帝问道:这是什么道理呢?

岐伯回答说:东方是属阳,阳气的精华汇聚在上部,汇聚在上部,上部阳气就旺盛,而下部就相对空虚了,因而就会出现耳聪目明,手足不灵便的状况。西方属阴,阴气的精华聚集在下部,聚集在下部,下部阴气就旺盛,上部就必然相对虚弱。因而就会出现耳不聪目不明,然而手足活动却便利的状况。所以,同时感受外邪,假如病邪在上部,身体右侧就相对严重,假如病邪在下部,身体左侧就相对严重,这是由于天地阴阳之气左右分布的不均衡,人与自然相应,故邪气便滞留在身体阴阳之气偏虚所方。

故天有精,地有形。天有八纪①,地有五里②。故能为万物之父母。清阳上天,浊阴归地。是故天地之动静,神明为之纲纪。故能以生长收藏,终而复始。惟贤人上配天以养头,下象地以养足,中傍人事以养五脏③。天气通于肺,地气通于嗌④,风气通于肝,雷气通于心,谷气通于脾,雨气通于肾。六经为川⑤,肠胃为海,九窍为水注之气。以天地为之阴阳,人之汗,以天地之雨名之;人之气,以天地之疾风名之。暴气象雷,逆气象阳。故治不法天之纪,不用地之理,则灾害至矣。

①八纪:立春、立夏、立秋、立冬、春分、秋分、夏至、冬至八个大节气。

②五里:指东、南、西、北、中央五方。

③人事:日常饮食和情志。

④嗌(yì):喉下之食管处,即咽。

⑤六经:太阳、阳明、少阳、太阴、少阴、厥阴的合称,为气血运行的道路。

【译文】

因此天生精气,地长形质。天排列八节的次序,地安排五方的布局。因此,天地阴阳能成为万物生长的父母本始。清阳上升于天气,浊阴下降归于地气。因此天地的运动和静止,是由阴阳二气的相互变化而决定的。因而万物能春生、夏长、秋收、冬藏,周而复始。因此只有圣贤之人,能上应天气来配合养护头部;下应地气来相顺养护双足;中则依傍人自身精气来养护脏腑。天气相通于肺,地气相通于咽喉,风气相通于肝脏,雷气相通于心,谷气相通于脾,雨气相通于肾。六经好比大江大河,肠胃好比宽阔大海,九窍好比流水。人体阴阳与天地阴阳相比较,人身上的汗,就像天地间的雨露;人身上的气,就像天地间的疾风。人暴怒时的气,就像大自然的雷暴;人的暴逆气,就像晴空无雨。因而养生不取法于天地的规律,那么灾害疾病就会随之而来到。

故邪风之至,疾如风雨,故善治者治皮毛,其次治肌肤,其次治筋脉,其次治六腑,其次治五脏。治五脏者,半死半生也。故天之邪气,感则害人五脏;水谷之寒热,感则害于六腑;地之湿气,感则害皮肉筋脉。

【译文】

因此外邪袭人,迅猛如暴风骤雨,所以高明的医生,治病在皮毛之时;医术稍差的医生,治病在肌肤的时候;医术更差的医生,治病在筋脉之时;医术再差的医生,治病在六腑的时候;医术最差的医生,治病在五脏之时。病邪入侵到五脏,治愈和不治一半一半。因此感受天的邪气就会直接伤人五脏;如果饮食水谷的或寒或热,就只是伤人六腑而已;假如感受地的水湿之气,则会使皮肉筋脉受伤害。

故善用针者,从阴引阳,从阳引阴。以右治左,以左治右。以我知彼,以表知里,以观过与不及之理。见微得过,用之不殆。

【译文】

因而善于运用针刺的医生,有时要从阴穴引阳气,有时要从阳穴引阴气。取右边的穴位治疗左边的病痛,或者取左边的穴位治疗右边的疾病。用自己的正常状态与病人的异常状态比较;从表证去了解里证,这就是观察病人的太过和不及的理论。发现病人的细小症状,而诊断疾病,用这个理论来指导治疗实践没有不成功的。

善诊者,察色按脉,先别阴阳。审清浊,而知部分;视喘息,听音声,而知所苦;观权衡规矩①,而知病所主;按尺寸②,观浮沉滑涩,而知病所生。以治无过,以诊则不失矣。

【注释】

①权衡规矩:指四时不同脉象,即春弦中规,夏洪中矩,秋毛中衡,冬沉中权。

②尺寸:尺,尺肤;寸,寸口。

【译文】

善于诊病的医生,察看面色,按人脉象,首先是要辨别疾病的阴阳性质。审察五色清浊,从而知道疾病的发展变化;看病人呼吸状况,听病人所发出的声音,从而了解病人的痛苦所在;把握四时不同的脉象,从而知道具体是哪一脏腑的疾病;切按尺肤润泽和寸口脉搏,了解脉象浮沉滑涩,从而知道所发生疾病的部位。这样在治疗上就不会有过失;这样诊断就不会有失误了。

故曰:病之始起也,可刺而已;其盛,可待衰而已。故因其轻而扬之,因其重而减之,因其衰而彰之。形不足者,温之以气;精不足者,补之以味。其高者,因而越之;其下者,引而竭之;中满者,泻之于内;其有邪者,渍形以为汗;其在皮者,汗而发之;其慓悍者,按而收之;其实者,散而泻之。审其阴阳,以别柔刚。阳病治阴,阴病治阳。定其血气,各守其乡,血实宜决之,气虚宜掣引之。

【译文】

　　所以说:病在刚开始之时,针刺就可以了;若邪气旺盛之时,等到邪气衰退之时治疗就可以了。因此在病邪轻浅之时,加以宣散就可以了;在病邪深重之时,加以攻泻就好了;在正气虚衰之时,要补益其正气。形体羸弱的病人,应该温补其元气;精血不足的病人,应当用味厚之品补之。病位在上者,可用涌吐的方法;病位在下者,可以用泻下之法来竭尽邪气;胸腹胀满的,可用攻泻的方法使之消散;假如有外邪袭入,当通过发汗,使邪气外出;如邪在皮毛者,可用辛温发汗的方法;病情发展迅速的,可用敛汗的方法;实证患者,可用疏散法和泻下法。观察疾病阴阳属性,来决定应当采用柔刚何种药剂。病在阳者,可通过治疗其阴来治其阳;病在阴者,也可通过治疗其阳来治其阴。分辨病邪在气分还是在血分,并能使它们各行其道,互不紊乱,如果是血实之证就用泻血分的方法,如果是气虚之证就采用升举益气的方法。

灵兰秘典论篇

　　黄帝问曰:愿闻十二脏之相使,贵贱何如①?

　　岐伯对曰:悉乎哉问也!请遂言之。心者,君主之官也,神明出焉。肺者,相傅之官,治节出焉。肝者,将军之官,谋虑出焉。胆者,中正之官,决断出焉。膻中者②,臣使之官,喜乐出焉。脾胃者,仓廪之官,五味出焉。大肠者,传道之官③,变化出焉④。小肠者,受盛之官⑤,化物出焉⑥。肾者,作强之官,伎巧出焉。三焦者,决渎之官,水道出焉。膀胱者,州都之官⑦,津液藏焉,气化则能出矣⑧。凡此十二官者,不得相失也。故主明则下安,以此养生则寿,殁世不

殆,以为天下则大昌。主不明则十二官危,使道闭塞而不通⑨,形乃
大伤,以此养生则殃,以为天下者,其宗大危,戒之戒之!

【注释】

①十二脏:指肝、心、脾、肺、肾、心包络、胆、小肠、胃、大肠、膀胱、三焦
十二个脏器。

②膻(dàn)中:心脏的外围组织,也叫"心包络"。

③传道:转送运输。道,同"导"。

④变化:饮食消化、吸收、排泄的过程。

⑤受盛:接受和容纳。

⑥化物:分别清浊,消化食物。

⑦州都:水液聚集的地方。

⑧气化:指肾气(阳)对膀胱所藏津液的蒸腾和升清降浊的功能。

⑨使道:十二官相互联系的通道。

【译文】

黄帝问道:我想听听人体十二个脏器之间有什么相互作用,有无主从
的差别?

岐伯回答说:问得很好啊!那就请听我说吧。心就好比一国之君,精
神意识活动是由心产生。肺就像一国总理事务的丞相,治理调节人体气
血升、降、出、入的活动由它来完成。肝好比能征善战的将军,为国家谋虑
是从它这来的。胆属正直刚毅果决的脏器,具有决策判断的能力。膻中
(心包络)像内臣,君主的喜乐爱好,都由它来传达。脾胃受纳腐熟水谷,
好比储藏粮食的仓库,水谷精微的转化吸收,主要由它们完成。大肠主管
食物糟粕的运输。小肠接收来自脾胃已消化的水谷,更进一步分清别浊,
转化为精微物质,以供全身吸收。肾藏精养髓,使人运动强劲,并有产生
技巧的能力。三焦主通调水道,周身水液运行的通道由它掌控。膀胱是
水液聚集的地方,经过肾的蒸腾气化,水液向上重新被其他脏器吸收,向
下则转化为尿液,并排出体外。因此,以上各脏器的功能活动都不是孤
立,而是相互协调的。当然,一国之君的功能正常,下边各官各脏就能相
互协调而安和。如果按照这个道理来养生保健,就能够益寿延年,终身不

27

致产生严重的病患;同样利用这个道理来治理国家,天下也会欣欣向荣,昌盛繁荣。相反,如果一国之君昏聩无能,那么其余诸官也就会出现各种问题。从而使各个脏器的活动失去联系,闭塞不通,就会使形体受到严重伤害,同样对于养生来说,这也是莫大的祸殃。这样治理国家,国家就会有灭亡的风险,千万要警惕啊!

至道在微,变化无穷,孰知其原? 窘乎哉! 消者瞿瞿①,孰知其要? 闵闵之当②,孰者为良? 恍惚之数,生于毫氂③,毫氂之数,起于度量,千之万之,可以益大,推之大之,其形乃制。

【注释】

①瞿瞿(jù):惊疑貌。

②闵闵:忧愁貌。

③毫氂(lí):形容极微小。

【译文】

至深的医学道理是从极其细微精妙之处表现出来的,其变化也没有穷尽,谁能清楚知道它的本源呢? 困难得很哪! 模仿的人很多,谁又能明白其中的原因呢? 纵使道理纷繁复杂,谁能知道如何才好,怎样了解它的精华? 事物发展的一般规律都是产生于毫厘之间,从似有似无极其微小开始的,但是起始也是可以度量的,等它们千倍万倍地增加扩大,推演增益到一定程度形状就明显了。疾病也是由极其隐微逐渐发展而成。

黄帝曰:善哉! 余闻精光之道①,大圣之业。而宣明大道②,非斋戒择吉日,不敢受也。

黄帝乃择吉日良兆,而藏灵兰之室,以传保焉。

【注释】

①精光:精纯明白。

②宣明:通达光明。

【译文】

黄帝说:说得好呀! 我听到了精纯光明的道理,这真是圣人事业的基础。这些通达光明的宏大道理，如不诚心诚意是不敢接受的，一定要斋戒沐浴选择吉祥的日子。

于是黄帝就选择了吉日良辰，把这些道理，珍藏在灵台兰室，如同宝物一般，以便流传下去。

五脏别论篇

黄帝问曰：余闻方士①，或以脑髓为脏，或以肠胃为脏，或以为腑。敢问更相反，皆自谓是，不知其道，愿闻其说。

岐伯对曰：脑、髓、骨、脉、胆、女子胞②，此六者，地气之所生也，皆藏于阴而象于地，故藏而不泻，名曰奇恒之腑③。夫胃、大肠、小肠、三焦、膀胱，此五者，天气之所生也，其气象天，故泻而不藏，此受五脏浊气，名曰传化之腑④。此不能久留，输泻者也。魄门亦为六腑⑤，使水谷不得久藏。所谓五脏者，藏精气而不泻也，故满而不能实。六腑者，传化物而不藏，故实而不能满也。水谷入口，则胃实而肠虚；食下，则肠实而胃虚，故曰实而不满。

【注释】

①方士：指医生。

②女子胞：子宫，又称胞宫。

③奇恒之腑：异于一般的腑。高士宗曰："奇，异也；恒，常也。言异于常腑也。"

④传化之腑：指五腑，即胃、大肠、小肠、三焦、膀胱。

⑤魄门：肛门。魄，通"粕"。王冰："魄门谓之肛门也。内通于肺，故曰魄门。"马莳谓："肺藏魄，肛门上通于大肠，大肠与肺相表里，故亦可称之魄门。"

【译文】

黄帝问道：我听方士说，有人把脑髓叫作脏，有人又把肠胃叫作脏，但也有人把这些称作腑。如果向他们提出不同意见，却又都自以为是坚持自己是正确的，我不知到底谁说得正确，希望能听你讲一讲。

29

岐伯回答说:脑、髓、骨、脉、胆和女子胞,这六者,是秉承地气而生的,都能贮藏精血,就像大地之德能盛载万物一样,所以它们的作用是藏而不泻,叫作"奇恒之腑"。像胃、大肠、小肠、三焦、膀胱,这五者是禀受天气所生的,都能像天之健运,周行不息一样,所以它们的作用是泻而不藏,它们受纳五脏的浊气,所以叫作"传化之腑"。也就是说受纳的水谷浊气不能久停体内,必须经过及时转化,把精华和糟粕分别输送和排出。此外,"魄门"也为五脏行使输泄浊气,如"六腑"一样,同样是使水谷糟粕不会久留体内。所谓五脏,它们的是藏精气而不外泻,所以它们常常保持充满状态,不会像肠胃那样需要由水谷时时充实它。所谓六腑是要把食物消化、吸收、输泻出去,所以说常是一时充实的,而不能像五脏那样持续充满。是因为水谷入口以后,胃里充实了,但肠还是空虚的;食物再下去,肠就被充实,而胃却又空了,所以说六腑是"实而不满"。

帝曰:气口何以独为五脏主^①?

岐伯曰:胃者,水谷之海,六腑之大源也。五味入口,藏于胃,以养五脏气。气口亦太阴也,是以五脏六腑之气味,皆出于胃,变见于气口。故五气入鼻,藏于肺,肺有病,而鼻为之不利也。凡治病,必察其下^②,适其脉^③,观其志意,与其病也。

【注释】

①气口:也叫"脉口"。诊脉部位,即掌后动脉部位。

②下:指大小便。

③适:调适,诊察。

【译文】

黄帝问道:为什么诊察气口之脉可以独主五脏六腑十二经脉的病变呢?

岐伯说:胃是水谷之海,六腑的源泉。但凡五味入口,留存在胃里,经足太阴脾经的运化转输,而能充养脏腑血气。脾为太阴经,主输布精液,气口为手太阴肺经所过之处,而肺也属于太阴经,主朝百脉,所以五脏六腑的水谷精微之气,都来源于胃,反映在气口脉上。而五气入鼻,藏留在肺里,而肺有病了,则鼻也为之不利了。凡治病时,首先要问明病人的二便,审其脉象虚实,查看其情志状态以及其病症表现。

拘于鬼神者,不可与言至德①;恶于针石者,不可与言至巧②;病不许治者,病必不治,治之无功矣。

【注释】
①至德:医学道理。
②至巧:针石技巧。

【译文】
对那些拘守鬼神迷信观念的病人,就无须向他谈论至深的医学理论;对那些讨厌针石治疗的病人,也就无须向他讲什么医疗技巧;如果病人不同意治疗,他的病是治不好的,勉强治疗也收不到应有的效果。

异法方宜论篇

黄帝问曰:医之治病也,一病而治各不同,皆愈,何也?

岐伯对曰:地势使然也①。故东方之域,天地之所始生也,鱼盐之地。海滨傍水,其民食鱼而嗜咸,皆安其处,美其食。鱼者使人热中,盐者胜血。故其民皆黑色疏理,其病皆为痈疡。其治宜砭石,故砭石者,亦从东方来。

【注释】
①地势:指高低、燥湿等因素。

【译文】
黄帝问道:医生治病,同样病而采取各种不同的治疗方法,但结果都痊愈了,这是什么道理?

岐伯答说:这是因为地理形势不同造成的,所以治法各有所异。比如,东方地区,气候如天地始生之气,气候温和,是出产鱼和盐的地方。由于地处海滨而近水,所以该地居民多吃鱼类和喜咸味的东西,他们安居在这个地方,以鱼、盐为食。但是鱼性火热,过食则热积体内,使人肠胃内热;过食盐,则伤血。所以当地的居民,大都皮肤色黑,肌理疏松,多发痈疡之类的疾病。其在治疗上,大多适合用砭石刺法,因此砭石治病的方法,是由东方传来的。

西方者,金玉之域,沙石之处①,天地之所收引也②。其民陵居而多风③,水土刚强。其民不衣而褐荐④,华食而脂肥⑤,故邪不能伤其形体,其病生于内。其治宜毒药⑥,故毒药者,亦从西方来。

【注释】

①沙石:流沙,今称"沙漠"。

②收引:收敛引急,秋天的气象。

③陵居:依山而居。

④不衣:不穿丝绵。褐荐:用毛布为衣、细草为席。褐,毛布。荐,草席。

⑤华食:指吃鲜美酥酪、肉类食物。

⑥毒药:泛指治病的药物。

【译文】

西方地区,多山旷野,盛产金玉,遍地沙石,这里气候像收敛的秋令之气一样。该地的百姓都是依山陵而居住,其地多风沙,水土的性质属于刚强。而当地居民多穿布衣和睡草席;但饮食都是鲜肥甜美之品,所以形体健胖,外邪不容易侵犯他们的躯体,他们多发饮食、情志内伤造成的内脏疾病。在治疗上,就适宜用药物,所以药物的疗法,是从西方传来的。

北方者,天地所闭藏之域也。其地高陵居,风寒冰冽。其民乐野处而乳食①,脏寒生满病。其治宜灸焫②,故灸焫者,亦从北方来。

【注释】

①乳食:以牛羊乳为食品。

②灸焫(ruò):一种祛寒的治疗方法,即用艾灼烧皮肤。

【译文】

北方地区,自然气候如同冬天闭藏之气一样。地势高,人们依山陵而住,周围环境经常是冰冻的寒风。该地居民习惯于四处放牧,野营扎寨住在野地里,吃的是牛羊乳汁,因此内脏就会受寒,易生胀满疾病。在其治疗上,适宜使用艾火灸灼。所以灸焫的治疗方法,是从北方传来的。

南方者,天地之所长养,阳之所盛处也。其地下①,水土弱,雾露之所聚也。其民嗜酸而食胕②,故其民皆致理而赤色③,其病挛痹④。其治宜微针⑤,故九针者,亦从南方来。

【注释】

①地下:地势低洼。

②胕:即"腐"字。经过发酵腐熟的食物。

③致理:肌肤密致。

④挛痹:筋脉拘挛,肌肤麻木。

⑤微针:小针。

【译文】

南方地区,气候就像自然界长养万物的夏季,阳气最盛的地方,地势低洼,水土薄弱,因此雾露经常聚集。该地的居民,喜欢吃酸类和腐熟的食物,所以他们皮肤致密而色红,易发生筋脉拘挛、麻木不仁等湿痹病。在其治疗上,适宜使用微针刺法,所以九针的治法,是从南方传来的。

中央者,其地平以湿,天地所以生万物也众。其民食杂而不劳①,故其病多痿厥寒热。其治宜导引按跷②,故导引按跷者,亦从中央出也。

【注释】

①食杂:种类繁多。劳:辛苦。

②导引按跷:古代保健和治病的方法,类似气功和按摩。

【译文】

中央地区,地势平坦湿润,气候寒温适宜而物产丰富,人们的食物种类也很繁杂,生活比较安逸,不感觉有烦劳,容易患痿弱、厥逆、寒热一类的疾病。在其治疗上,适合使用导引按跷的疗法,所以导引按跷,是从中央地区传来的。

故圣人杂合以治,各得其所宜,故治所以异而病皆愈者,得病之情,知治之大体也。

【译文】

因此高明的医生能够汇聚各种治疗方法以治病,针对病情采用适宜的治法,所以治法虽然各不相同,而疾病却都能得到痊愈,这是由于能全面了解病情,掌握了治病大法的缘故啊!

移精变气论篇

黄帝问曰:余闻古之治病,惟其移精变气①,可祝由而已②。今世治病,毒药治其内,针石治其外,或愈或不愈,何也?

岐伯对曰:往古人居禽兽之间,动作以避寒,阴居以避暑。内无眷慕之累,外无伸宦之形。此恬惔之世,邪不能深入也。故毒药不能治其内,针石不能治其外,故可移精变气,祝由而已。当今之世不然。忧患缘其内,苦形伤其外,又失四时之从,逆寒暑之宜,贼风数至,虚邪朝夕,内至五藏骨髓,外伤空窍肌肤,所以小病必甚,大病必死,故祝由不能已也。

【注释】

①移精变气:通过思想意识的调控改善精气的活动状态。就比如现在的情感治疗师,或者是心理治疗师的治疗方式。

②祝由:古代医学发展起来之前,求神祛疾的一种方法,用来调整人的精神状态,类似今日的精神疗法。

【译文】

黄帝问道:我听闻古时治病,只是对病人转移其精神和改变气的运行,用一种叫"祝由"的方法就可以把病治愈。现在医病,要用药物治其内,又要用针石治其外,结果疾病还是有好,有不好的,这是什么缘故呢?

岐伯答说:古时候,生活简单,巢穴而居,在禽兽之间追逐生存,利用活动来驱寒;住在阴凉地方来避免暑气的侵袭。其内心没有眷恋爱慕的累赘牵挂,在外没有求官奔走的劳累形役。是处在一个生活恬静淡薄,精神内守的时代,外邪是不易侵入人体的。因此既不需要"毒药治其内",也不需要"针石治其外"。所以,即使有疾病的发生,只要对病人改变精神状态和改变气的运行,用一种"祝由"的方法,病根就断绝了。但现在的人就不同了,人们内心里为忧虑所苦,外则形体为劳累所伤,再加上又不能顺从四时气候和寒热的变化,早晚常常遭受虚邪贼风的侵袭,内犯五脏骨髓,外伤孔窍肌肤,这样小病就会发展为大病,而大病又会发展到病危甚或死亡,所以仅用"祝由"的方法是不能治好病的。

帝曰:善。余欲临病人,观死生,决嫌疑,欲知其要,如日月光,可得闻乎?

岐伯曰:色脉者,上帝之所贵也,先师之所传也。上古使僦贷季①,理色脉而通神明,合之金木水火土,四时、八风、六合②,不离其常,变化相移,以观其妙,以知其要。欲知其要,则色脉是矣。色以应日,脉以应月,常求其要,则其要也。夫色之变化,以应四时之脉。此上帝之所贵,以合于神明也。所以远死而近生,生道以长,命曰圣王。中古之治病,至而治之。汤液十日,以去八风五痹之病,十日不已,治以草苏草荄之枝③。本末为助④,标本已得,邪气乃服。暮世之治病也则不然。治不本四时,不知日月,不审逆从,病形已成,乃欲微针治其外,汤液治其内,粗工兇兇⑤,以为可攻,故病未已,新病复起。

【注释】

①僦(jiù)贷季:上古时名医,相传是岐伯的祖师。

②六合:指东、南、西、北、上、下六个方位。

③草苏草荄(gāi)之枝:带有草叶和草根的药草。苏,叶。荄,根。

枝，茎。

④本末为助：在治疗过程中病人与医生的配合是治疗的关键。本，指病人。末，指医生。

⑤兑兑：与"凶凶""匈匈"通假。

【译文】

黄帝说：很好！我希望临诊病人，能够观察其死生，决断其疑惑，掌握其要领，就像日月一样心中明了，这种诊法可以让我听听吗？

岐伯说：在诊法上，对色和脉的诊察，是上帝所珍视，先师所传授的。上古有位名医叫僦贷季，他研究色和脉的道理，通达神明，能联系到金木水火土及四时八风六合，从正常规律来和异常变化中，来综合分析，观察它的变化奥妙，从而知道其中的要领。所以如果我们要想弄懂诊病的要领，那就是要研究色与脉。气色就像太阳的阴晴一样，脉息像月亮的盈亏一样，经常注意气色明晦，从脉息虚实的差异中得其要领，这就是诊病之法的关键。总之，气色的变化与四时的脉息是相应的。这是上古帝王十分珍重的，因为它合于神明。如果能明白原理，并掌握了这样的诊法，就知道去回避死亡而达到生命的安全，能够做到这样，就可以长寿了，人们亦将要称之为圣王了！中古时候的医生治病，多在疾病一发生才能及时治疗。先用汤液十天，以祛除"八风""五痹"等病邪，如果十天还没好，再用草药治疗。而且医生还能和病人相互配合，掌握病情变化，这样处理得当，病邪才会驱除，疾病才会痊愈。至于后世的医生治病，就不这样了，治病不依据四时变化，不知道阴、阳、色、脉的重要关系，也不能辨别色、脉的顺逆，等到疾病已经完全形成后，才想起用微针治其外邪，汤液治其内腑。医术浅薄的粗工还大肆吹嘘，自以为能够治愈，以至于原来的疾病还没痊愈，又添上了新的疾病。

帝曰：愿闻要道。

岐伯曰：治之要极，无失色脉。用之不惑，治之大则。逆从倒行，标本不得，亡神失身。去故就新，乃得真人。

帝曰：余闻其要于夫子矣。夫子言不离色脉，此余之所知也。

岐伯曰：治之极于一。

帝曰:何谓一?

岐伯曰:一者因问而得之。

帝曰:奈何?

岐伯曰:闭户塞牖①,系之病者,数问其情,以从其意。得神者昌,失神者亡。

帝曰:善。

【注释】

①闭户:关门。塞牖(yǒu):关窗。

【译文】

黄帝说:我希望听听有关临证治疗方面的重要道理。

岐伯说:诊治疾病最重要的,在于不要搞错色脉。能够运用色脉诊法而没有丝毫疑虑,是临证诊治的最关键原则。假如色脉的诊法不能掌握,则对病情的顺逆就容易颠倒,处理疾病时亦可能逆乱颠倒,这样去治病,就会损伤到病人的精、气、神,身体也就会受到损害。所以医生一定要去掉陈旧的简陋知识,对崭新的色脉学问进行钻研,努力进取,是可以达到上古真人的技术水平。

黄帝说:我已听说了治疗的根本法则。您说这番话的主要精神是,治疗不离气色和脉象,这我已经知道了。

岐伯说:诊治的主要关键所在,还有一个。

黄帝问:是什么?

岐伯说:这个关键就是从与病人接触中了解病情的问诊。

黄帝说:怎么去问呢?

岐伯说:关好门窗,与病人密切联系,耐心细致详细询问病人病情,务必使病人愿意如实毫无保留地诉说病情。并观察色脉,即可做出最后判断:如果病人有神气,则预后良好,如果病人没神气,则预后不佳。

黄帝说:讲得得好。

汤液醪醴论篇

黄帝问曰:为五谷汤液及醪醴奈何①?

岐伯对曰:必以稻米,炊之稻薪。稻米者完,稻薪者坚。

帝曰:何以然?

岐伯曰:此得天地之和,高下之宜,故能至完,伐取得时,故能至坚也。

【注释】

①醪(láo)醴(lǐ):酒。醪,浊酒。醴,甜酒。张景岳:"汤液醪醴,皆酒之属。"

【译文】

黄帝问道:用五谷来制作汤液和醪醴,应该怎么做?

岐伯答说:必须用稻米来酝酿,用稻秆做燃料。因为稻米之性气完备,稻秆则很坚硬有劲。

黄帝说:何以见得?

岐伯说:稻谷禀受天地之和气,生长在高下适宜的地方,所以得气最完备,又收割在适当的秋季,故其秆最坚实。

帝曰:上古圣人作汤液醪醴,为而不用,何也?

岐伯曰:自古圣人之作汤液醪醴者,以为备耳,夫上古作汤液,故为而弗服也。中古之世,道德稍衰①,邪气时至,服之万全。

帝曰:今之世不必已,何也?

岐伯曰:当今之世,必齐毒药攻其中②,镵石针艾治其外也③。

帝曰:形弊血尽而功不立者何?

岐伯曰:神不使也。

帝曰:何谓神不使?

岐伯曰:针石,道也④。精神不进,志意不治,故病不可愈。今精坏神去,荣卫不可复收。何者?嗜欲无穷,而忧患不止,精气弛坏,荣泣卫除⑤,故神去之而病不愈也。

【注释】

①道德稍衰:讲究养生之道,追求合乎道德的生活方式的人逐渐减

少了。

②必齐(zī):必用。齐,通"资",用。

③镵(chán)石:砭石。

④道:引导气血。

⑤荣泣:荣血枯涩。泣,通"涩"。卫除:卫气消失。

【译文】

黄帝说:上古时代有学问的医生,制成汤液和醪醴,但虽然制好了,却备而不用,这又是什么道理?

岐伯说:上古有学问的医生做好了汤液和醪醴,是以备万一的,所以制成了,并不急于用,因为上古时期是太和之世,人们身心康泰,很少有疾病,所以虽制成了汤液,还是放在那里不用的。到了中古时代,养生之道渐衰,外邪时常乘虚而侵害人体,但只要服用些汤液或醪醴,病就会好的。

黄帝说:现在的人有病了,虽然也服用些汤液或醪醴,而病却不一定好,这又是什么缘故呢?

岐伯说:现在的人和中古时代的人不一样了,有病了,就必定要药物内服,外用镵石针艾,其病才能痊愈。

黄帝说:一个病人形体已经衰败,气血已到竭尽的地步,治疗就没有办法见效了,这是什么原因呢?

岐伯说:这是因为病人的精、气、神,已经不能正常发挥它应有的作用了。

黄帝说:什么叫作精、气、神不能发挥应有作用呢?

岐伯说:针石治病,这只不过是一种引导血气的方法而已,主要还是在于病人的精神意志。如果病人的神气已经散越,意志已经散乱,纵使有再好的办法,那病也是不会好的。况且现在病人已经达到了精神败坏、神气离散,营卫不可能再恢复的地步了。为什么病情会发展到这样的地步呢?主要在于不懂养生,是由于嗜好欲望太过,又让忧愁患难萦心,以致精气衰败,荣血枯涩,卫气作用消失,所以神气也就失去应有作用而离散人体,当然疾病也就不能痊愈了。

帝曰:夫病之始生也,极微极精①,必先入结于皮肤。今良工皆称曰,病成名曰逆②,则针石不能治,良药不能及也。今良工皆得其法,守其数③,亲戚兄弟远近④,音声日闻于耳,五色日见于目,而病不愈者,亦何暇不早乎?

岐伯曰:病为本,工为标;标本不得,邪气不服。此之谓也。

【译文】

黄帝说:病在初起的阶段,是极其隐蔽而轻浅的,病邪必定会先潜留在皮肤肌腠里。现在的医生一看,就说病情很严重,结果针刺、砭石的治疗均不能奏效,服用汤药也不能奏效。现在的医生都掌握了医学的道理法度,遵守具体的医学技术,与病人的关系就像父母兄弟一样亲近,每天都能诊察病人声色的变化,然而就是病不能治好,这也是不是没有提早预防的缘故呢?

岐伯说:病人是本,医生是标,二者必须相得;病人和医生不能相互配合,病邪就不能被驱除。说的就是这种情况!

帝曰:其有不从毫毛而生,五脏阳以竭也。津液充郭①,其魄独居,孤精于内,气耗于外,形不可与衣相保,此四极急而动中②。是气拒于内,而形施于外。治之奈何?

岐伯曰:平治于权衡。去宛陈莝③,微动四极,温衣,缪刺其处④,以复其形。开鬼门,洁净府⑤,精以时服。五阳已布,疏涤五脏,故精自生,形自盛,骨肉相保,巨气乃平。

帝曰:善。

【注释】

①津液充郭:津液充满皮肤之内。郭,原指外城,此处借指皮肤。

②四极:又称"四末",即四肢。

黄帝内经

40

③去宛:瘀血。陈莝(cuò):"莝陈",消积水。

④缪(miù)刺:病在左取之右,病在右而取之左的针刺方法。

⑤洁净府:利小便。

【译文】

黄帝说:有的病并不是从皮毛开始的,而是五脏的阳气被郁遏,阳不化水,以致水湿之邪气充满于皮肤,而阴气独盛于内,则阳气不得布散而不足于外,形体浮肿,连原来的衣服也和形体不相称了,四肢肿而影响内脏,气机逆乱,阻滞不畅,致使阴气格拒于内,形体因水气弛张于外而不充实。这种病应当怎么治疗呢?

岐伯说:根据病情衡量轻重,祛除体内郁积的水气,叫病人轻微地四肢活动,穿衣服温暖一些,然后再用缪刺方法,使阳气渐渐输布,使水肿消退,他的形体也就慢慢恢复起来了。再使汗液畅达,大、小便通利,祛除水湿,使阴精归于平复,如此五脏的阳气得以宣行输布,五脏郁积的水湿也就荡涤了,阴精之气自然会化生,形体自然会强壮,骨骼和肌肉也就会保持正常,正气自然就得以恢复了。

黄帝说:讲得很好。

经脉别论篇

黄帝问曰:人之居处、动静、勇怯①,脉亦为之变乎?

岐伯对曰:凡人之惊恐恚劳动静,皆为变也。是以夜行则喘出于肾②,淫气病肺③。有所堕恐,喘出于肝,淫气害脾。有所惊恐,喘出于肺,淫气伤心。度水跌仆,喘出于肾与骨,当是之时,勇者气行则已,怯者则着而为病也。故曰:诊病之道,观人勇怯骨肉皮肤,能知其情,以为诊法也。

【注释】

①居处:居住环境。动静:生活的辛劳或安逸、安静。勇怯:性格的勇敢或怯懦。

②喘:指因惊恐恚劳动静,脉气发生的变化。

③淫气:逆乱妄行之气,即是邪气也。张介宾:"过用曰淫。"

【译文】

黄帝问:人的居住环境、劳逸活动、勇敢、怯懦有所不同,其经脉血气也会随着变化吗?

岐伯回答说:但凡人在惊恐、愤怒、劳累、活动或安静的情况下,经脉气血都会因之受到影响而发生变化。所以夜晚远行劳累,就会因恐惧之气出于肾脏,使肾气不能闭藏而逆行,其偏胜之气就会伤害肺脏。若因坠堕而受到惊恐,就会扰动肝气而妄行,其偏胜之气就会伤害脾脏。或因有所惊恐,惊则神越气乱,就会扰动肺气而妄行,其偏胜之气就会伤害心脏。若因渡水跌仆,跌仆伤骨,而肾主骨,因而水湿之气通于肾,如果是勇敢的人,则气血畅行,病自无碍,然而怯懦之人,气血滞留,则邪气就会留而为病了。所以说:诊察疾病的方法,要观察人的勇怯、骨肉、皮肤的变化,便能了解病情,并以此作为大法。

故饮食饱甚,汗出于胃;惊而夺精,汗出于心;持重远行,汗出于肾;疾走恐惧,汗出于肝;摇体劳苦,汗出于脾。故春秋冬夏,四时阴阳,生病起于过用,此为常也。

【译文】

在饮食过饱的时候,则食气蒸发而汗出于胃;惊则使人神气浮越,使心气受伤而汗出于心;负重远行时,则使人骨劳气越,肾气受伤而汗出于肾也;若疾走而害怕时,因疾走而伤筋,恐惧而伤魂,则使人肝气受伤而汗出于肝;肢体劳累过度时,因脾主四肢肌肉,则使人脾气受伤而汗出于脾。是故春、秋、冬、夏四时阴阳变化都有其常度,人生病的原因,就是由于体力、饮食、劳累、精神等劳用过度所致,这是常理。

食气入胃,散精于肝,淫气于筋①。食气入胃,浊气归心②,淫精于脉。脉气流经,经气归于肺,肺朝百脉,输精于皮毛。脉合精,行气于腑。腑精神明,留于四脏。气归于权衡③,权衡以平,气口成寸④,以决死生。

①食气:水谷之食。淫气:输布精气,浸润滋养。

②浊气:指食物化生的精微之气,是与肺所吸入的天清之气相对而言。中医认为:人体营养,一源于天的空气,古人称为"清气";一源于地的五谷之气,古人称为"浊气"。

③留于四脏,气归于权衡:四脏,指心、肝、脾、肾四脏;权衡,当是指肺,孙鼎宜:"权衡谓肺也。"

④权衡以平,气口成寸:肺能发挥其正常功能,手太阴肺经所过的寸口部位就能出现正常的脉搏跳动。

【译文】

食物入胃,其所化生的一部分精微输散到肝脏,再由肝的疏泄将此浸淫满溢的精气滋养于筋。食物入胃,化生的另一部分精微之气,注入于心,再由心将此精气滋养输入于血脉。血气流行在经脉之中,到达于肺,肺又将血气输送到全身百脉中去,最后把精气输送至皮毛。皮毛和经脉的精气相合,有的还汇行精气归于肺腑。脉腑的精气通过不断变化,周游于心、肝、脾、肺四脏之间。这些正常的生理活动,都取决于肺藏的功能正常,如果肺精充足,且其功能平衡变化,脉象就能在手太阴肺经气口上表现出来,所以疾病的轻重,可治与否,就可以从气口脉象变化判断出来。

饮入于胃,游溢精气①,上输于脾;脾气散精,上归于肺,通调水道,下输膀胱。水精四布,五经并行,合于四时五脏阴阳,揆度以为常也②。

【注释】

①游溢:敷布分散。吴崑:"游,流行也。溢,涌溢也。"

②揆度:测度。

【译文】

水液入胃以后,其精气浮游涌溢,上行输于脾脏;再有脾脏对精华散布转输,向上输送到肺;由肺的宣发肃降配合以通调水道,又下行输于膀胱。这样就使水精四散布于周身皮毛,通灌于五脏经脉里,并能合于四时

素问

43

寒暑阴阳动静的变化,做出适当的调节,这就是可以揆度的经脉的正常现象。

太阳脏独至^①,厥喘虚气逆,是阴不足阳有余也,表里当俱泻^②,取之下俞^③。阳明脏独至,是阳气重并也^④,当泻阳补阴,取之下俞。少阳脏独至,是厥气也,跷前卒大,取之下俞。少阳独至者,一阳之过也^⑤。太阴脏搏者,用心省真,五脉气少,胃气不平,三阴也,宜治其下俞,补阳泻阴。一阳独啸,少阳厥也^⑥,阳并于上,四脉争张,气归于肾,宜治其经络,泻阳补阴。一阴至^⑦,厥阴之治也,真虚痏心^⑧,厥气留薄,发为白汗^⑨,调食和药,治在下俞。

【注释】

①独至:偏盛。张介宾:"言脏气不和而有一脏太过者,气必独至。"

②表里:经脉之表里。此指太阳和少阴。

③下俞:该经之下输。下输是足经之输穴,这里指足太阳经输穴束骨穴,足少阴经输穴太溪穴。

④重并:同时并聚。张志聪:"两阳合于前,故曰阳明。阳明之独至,是太少重并于阳明,阳盛故阴虚矣。"

⑤一阳:少阳。

⑥一阳独啸,少阳厥也:新校正:"详此上明三阳,此言三阴,今此再言少阳而不及少阴者,疑此一阳二阴之误也。"啸,张介宾:"独啸,独炽之谓。"

⑦一阴:足厥阴肝经。

⑧真虚痏(yuān)心:真气大虚,心中酸痛不适。

⑨白汗:大汗出。

【译文】

太阳经脉偏盛,则发生厥逆、喘息、虚气上逆等症状,这是阴不足而阳有余,治疗时表里两经俱当用泻法,取足太阳经的束骨穴和足少阴经的太溪穴。阳明经脉偏盛,是太阳、少阳之气并重于阳明,当用泻阳补阴的治法,泻阳用陷谷穴,补阴用太白穴。少阳经脉偏盛,厥气上逆,所以阳跷脉前的少阳脉猝然盛大,当取足少阳本经的临泣穴。少阳经脉偏盛,就是少阳的太过。太阴经脉搏动有力,应该细心审察是否是真脏脉至,如若是五脏脉气均少,胃气又不平和,这就是足太阴脾经太过的缘故,当补阳以泻阴,补阳当选陷谷穴,泻阴当用太白穴。二阴经脉独盛,是少阴厥气上逆,虚阳并越于上,心、肝、脾、肺四脏皆受影响,而其病根在肾脏,应治其表里的经络,泻足太阳膀胱经的经穴昆仑、络穴飞扬,补足少阴肾经的经穴复溜、络穴大钟。一阴经脉的偏盛,是厥阴经脉所主,出现真气虚弱,心中痛痛不适的症状,厥气留于经脉与正气相搏而发为大汗出,应该注意饮食调节和药物的治疗,如用针刺,当选厥阴经的太冲穴,以泄其邪。

帝曰:太阳脏何象?

岐伯曰:象三阳而浮也。

帝曰:少阳脏何象?

岐伯曰:象一阳也,一阳脏者,滑而不实也。

帝曰:阳明脏何象?

岐伯曰:象大浮也。太阴脏搏,言伏鼓也;二阴搏至,肾沉不浮也。

【译文】

黄帝问:太阳经脉的脉象是怎样的呢?

岐伯说:太阳经脉就像三阳之气那样浮越旺盛于外,所以脉浮。

黄帝问:少阳经脉的脉象又是怎样的呢?

岐伯说:少阳经脉象一阳之初生滑而不实。

黄帝问:阳明经脉的脉象又是怎样的呢?

岐伯说:阳明脉象大而且浮。太阴经脉搏动,虽沉伏而指下如搏鼓而有力;二阴经脉搏动,则是沉而不浮的肾脉了。

宝命全形论篇

黄帝问曰:天覆地载,万物悉备,莫贵于人。人以天地之气生,四时之法成。君王众庶,尽欲全形,形之疾病,莫知其情,留淫日深,著于骨髓。

心私虑之，余欲针除其疾病，为之奈何？

岐伯对曰：夫盐之味咸者，其气令器津泄；弦绝者，其音嘶败；木敷者，其叶发；病深者，其声哕。人有此三者，是谓坏腑，毒药无治，短针无取，此皆绝皮伤肉，血气争矣。

【译文】

黄帝问道：天地之间，万物俱备，没有一样东西比人更宝贵了。人禀受天地之气而生存，随着四时生长收藏的规律而生活。无论上至君王，下至平民，任何人都愿意保全形体的健康，但往往有了疾病，却因病轻而自己难以察知，因此让病邪稽留积累日深，日益深沉，甚至潜藏于骨髓之内。我谓之甚感担忧，我想要用针刺来解除他们的痛苦，应该怎样办才好？

岐伯回答说：诊病，应该注意观察所表现出来的现象：比如，盐贮藏在器具中的时候，能够看到水渗出来，这是盐气外泄；琴弦将要断的时候，就会发出嘶败的声音；内部已经溃烂的树木，其枝叶好像很茂盛，实际是外盛中空，极容易萎谢；人在疾病深重的时候，就会产生呃逆。人要是有了这种现象，说明内脏已有严重破坏，药物和针刺都失去了治疗作用，这是因为皮肉血气败坏，病很难治了。

帝曰：余念其痛，心为之乱惑，反甚其病，不可更代。百姓闻之，以为残贼①，为之奈何？

岐伯曰：夫人生于地，悬命于天，天地合气，命之曰人。人能应四时者，天地为之父母；知万物者，谓之天子。天有阴阳，人有十二节②；天有寒暑，人有虚实。能经天地阴阳之化者③，不失四时；知十二节之理者，圣智不能欺也；能存八动之变④，五胜更立；能达虚实之数者，独出独入，呿吟至微⑤，秋毫在目。

【注释】

①残贼：残忍不仁。

②十二节：指上肢的肩、肘、腕和下肢的股、膝、踝关节。

③能经天地阴阳之化者：能效法天地阴阳的变化。经，效法。

④能存八动:能够观察八风的变动。存,察。

⑤呿(qù)吟:指呼吸。呿,张口。吟,呻。

【译文】

黄帝道:我很同情病人的痛苦,但思想上疑惑不安,因为治疗不当反使病情加重,又没有更好的方法来替代。百姓都会认为我是残忍粗暴的人,究竟该怎么办才好呢?

岐伯说:一个人的生活,片刻也离不开天,天地之气相合,和自然界密切相联系。人如果能适应四时变迁,则自然界的一切,都成为他生命的泉源;如果能够知道万物生长收藏的道理,就有条件承受和利用万物了。所以人与自然是相应的,天有阴阳,人有十二经脉骨节;天有寒暑,人有虚实盛衰。所以能够效法天地阴阳的变化,不违背四时的规律;了解十二经脉骨节的道理,就能明达理事;如果能够观察八风的演变和五行的衰旺,就能够通达病人虚实的变化,就一定能洞晓病情,哪怕病人呼吸哈欠那样的细微不察的变化,也能如秋毫在目,洞察底细。

帝曰:人生有形,不离阴阳;天地合气,别为九野,分为四时。月有大小,日有短长,万物并至,不可胜量,虚实呿吟①,敢问其方?

岐伯曰:木得金而伐,火得水而灭,土得木而达,金得火而缺,水得土而绝。万物尽然,不可胜竭。故针有悬布天下者五②,黔首共余食③,莫知之也。一曰治神,二曰知养身,三曰知毒药为真④,四曰制砭石小大,五曰知腑脏血气之诊。五法俱立,各有所先。今末世之刺也,虚者实之,满者泄之,此皆众工所共知也。若夫法天则地,随应而动,和之者若响,随之者若影。道无鬼神,独来独往。

【注释】

①虚实呿吟:上文"能达虚实之数者,独出独入,呿吟至微,秋毫在目"的简缩语,引申指详细了解病人的痛苦。

②悬布:张贴公布。

③黔首:秦代对百姓的称呼。

④知毒药为真:指了解药物性能。为,通"伪",假。

素问

【译文】

黄帝道：人生而有形体，离不开阴阳的变化；天地二气相合，从经纬上，可以分为九野；从气候上，可以分为四时。月份有大小，日行有短长，这都是阴阳变化的表现。天地间万物生长收藏的变化更是不可胜数，我只希望根据病人呼吸细微的虚实变化来判断疾病，解除病人的痛苦，请问运用什么方法呢？

岐伯说：治法，可根据五行变化的道理分析。如木遇到金，就被折伐；火遇到水，就会熄灭；土遇到木，就要疏松；金遇到火，就要熔化；水遇到土，就要遏止。这种种变化，万物都是一样，不胜枚举。所以用针刺来治疗疾病，惠及天下，有五种关键，但人们只知饱食，而不去深入研究了解它。那是什么五种关键呢？一要精神专一，二要修养形体之道，三要熟悉药物的真假性能，四要注意砭石大小以适应不同的疾病，五要懂得脏腑血气的诊断方法。能够懂得这五种治法，就可以掌握缓急先后了。现在针刺的疗法，一般是用补治虚，用泻治实，这是普通医生都知道的。至于若能取法天地阴阳的道理，随变化而施针，就能取得更好的如影随形的疗效。医学的道理并没有什么神秘，只要功力积久，就能懂得这些道理，就有高超的技术了。

帝曰：愿闻其道。

岐伯曰：凡刺之真①，必先治神，五脏已定，九候已备，后乃存针。众脉不见②，众凶弗闻③。外内相得，无以形先，可玩往来，乃施于人。人有虚实，五虚勿近④，五实勿远⑤，至其当发，间不容瞚⑥。手动若务⑦，针耀而匀。静意视息，观适之变，是谓冥冥，莫知其形，见其乌乌，见其稷稷⑧，徒见其飞，不知其谁，伏如横弩，起如发机⑨。

【注释】

①凡刺之真：针刺的正法。

②脉：通"眽"，视。

③凶：喧嚣之声。

④五虚：五脏精气虚损的证候。表现为脉细、皮寒、气少、泄利前后、

饮食不入。

⑤五实:五脏俱受实热闭阻的综合证候,表现为脉盛、皮热、腹胀、二便不通、闷瞀。

⑥瞤(shùn):眨眼,眼珠转动。

⑦手动若务:手捻针时,若无二事。

⑧稷稷(jì):形容气盛像稷一样繁茂。稷,一种谷物。

⑨机:弩上的机栝。

【译文】

黄帝道:我希望您讲讲用针刺的道理。

岐伯说:凡用针刺的正法,必先集中精神,了解五脏虚实,三部脉象九候脉象已知,然后下针。在进行针刺的时候,必须聚精会神,即使有人旁观,也像无人一般,即使有人喧嚣,也像听不见一般。同时还要注意外形与内脏是否协调,更要熟悉经脉血气的往来情况,将发病的机理揣摩清楚,才可以施针治病。病人有虚实之分,见有五虚,不可草率去泻;见有五实,也不可轻易放弃针刺治疗,应该要掌握针刺的时机,一瞬间也不能错过。在手捻针时,要专一协调,什么事也不想,针要洁净而匀称,平心静气,观察病人的呼吸。病人血气的变化无形无象,若气至之时,好像群鸟样集合,气盛之时,好像稷一样繁茂,气之往来,正如见鸟之飞翔,而无从捉摸它形迹的起落。所以用针之法,当气未至的时候,应该留针候气,正如横弩之待发,气应的时候,则当迅速起针,正如弩箭之疾出。

帝曰:何如而虚?何如而实?

岐伯曰:刺虚者须其实,刺实者须其虚。经气已至,慎守勿失。深浅在志,远近若一。如临深渊,手如握虎,神无营于众物。

【译文】

黄帝道:怎样治疗虚证?又怎样治疗实证?

岐伯说:刺虚证,须用补法;刺实证,须用泻法。当针下已感到经气到来,则应慎重掌握,不失时机地运用补泻之法。针刺无论深浅,取穴无论远近,得气是一样的。在捻针的时候,好像面临万丈深渊般小心谨慎;又好像手中捉着老虎那样坚定有力，全神贯注，不为外物所干扰分心。

热论篇

黄帝问曰：今夫热病者，皆伤寒之类也①。或愈或死，其死皆以六七日之间，其愈皆以十日以上者，何也？不知其解，愿闻其故。

岐伯对曰：巨阳者②，诸阳之属也。其脉连于风府，故为诸阳主气也。人之伤于寒也，则为病热，热虽甚不死。其两感于寒而病者，必不免于死。

【注释】

①伤寒：此为广义的伤寒，指一切外感病。

②巨阳：即太阳。巨、太，都是"大"的意思，所以太阳，也称为"巨阳"。

【译文】

黄帝问道：一般发热的疾病，都属于伤寒一类。有的能痊愈，有的却要死亡，死亡常在六七日之间，而痊愈的也大都在十日以上，这是什么道理呢？我不能理解，希望听听其中的道理。

岐伯答道：足太阳经膀胱经，是诸阳会合之处。它的经脉连于风府，所以为诸阳主气。人体感受寒邪以后，就会发热，虽然热得很厉害，也不会死。但如果表里阳经、阴经同时感受寒邪为病，那么就必然会死亡。

帝曰：愿闻其状。

岐伯曰：伤寒一日，巨阳受之，故头项痛，腰脊强。二日，阳明受之，阳明主肉，其脉挟鼻络于目，故身热，目疼而鼻干，不得卧也。三日，少阳受之，少阳主胆，其脉循胁络于耳，故胸胁痛而耳聋。三阳经络皆受其病，而未入于脏者，故可汗而已；四日，太阴受之，太阴脉布胃中，络于嗌，故腹满而嗌干。五日，少阴受之，少阴脉贯肾，络于肺，系舌本，故口燥舌干而渴。六日，厥阴受之，厥阴脉循阴器而络于肝，故烦满而囊缩①。三阴三阳，五脏六腑皆受病，荣卫不行^②,五脏不通,则死矣。

【注释】

①满:通"懑"。烦闷,生气。

②荣卫:荣,通"营"。营气、卫气。

【译文】

黄帝道:我想知道伤寒的症状。

岐伯说:伤寒第一天,太阳经感受寒邪,足太阳经脉从头下项所以头项疼痛,腰脊僵硬不适。第二天,病邪传到阳明经,阳明经主肌肉,足阳明经脉挟鼻络于目,下行入腹,所以身热、目痛、鼻干,不能安卧。第三天,病邪传到少阳经,少阳主骨,足少阳的经脉循行于两胁,上络两耳,所以有胸胁痛和耳聋。如果病在三阳经络之表,还没有传入脏腑之里,可以通过发汗的方法治愈。第四天,病邪传到太阴经,太阴经脉散布于胃,络于咽嗌,所以有腹胀满和咽嗌发干。第五天,病邪传入少阴经,少阴经脉贯肾、络肺,上系舌根,所以口燥舌干而渴。第六天,病邪传到厥阴经,厥阴经脉环绕阴器而络于肝,所以烦闷而阴囊收缩。如果三阴三阳经、五脏六腑都受到病害,营卫之气不能运行,腑脏不得通达,那就要死亡了。

其不两感于寒者,七日,巨阳病衰,头痛少愈。八日,阳明病衰,身热少愈。九日,少阳病衰,耳聋微闻。十日,太阴病衰,腹减如故,则思饮食。十一日,少阴病衰,渴止不满,舌干已而嚏。十二日,厥阴病衰,囊纵,少腹微下,大气皆去,病日已矣。

【译文】

如果不是阴阳表里两感于寒邪,到了第七天,太阳病就会减轻,头痛稍愈。到第八天,阳明病减轻,身热也会渐退。第九天,少阳病会减轻,耳聋也逐渐能听到声音。第十天,太阴病会减轻,腹部胀满消退如往常一样,并且开始想吃东西了。到第十一天,少阴病会减退,口不渴,舌也不干,并且能打喷嚏了。到第十二天,厥阴病减退,阴囊松弛,少腹部也觉得舒服,到此,邪气就全消退了,病也就逐渐痊愈了。

帝曰:治之奈何?

岐伯曰:治之各通其脏脉,病日衰已矣。其未满三日者,可汗而已;其满三日者,可泄而已。

【译文】

黄帝又问:那该怎样治疗呢?

岐伯回答说:治疗时应根据脏腑各经脉的症状,随经分治,疾病就会日渐衰退而痊愈。这类疾病的一般原则,受病未满三天的,可通过发汗治愈;已满三天的,可以用泄的方法治愈。

帝曰:热病已愈,时有所遗者①,何也?

岐伯曰:诸遗者,热甚而强食之,故有所遗也。若此者,皆病已衰而热有所藏,因其谷气相薄,两热相合,故有所遗也。

帝曰:善。治遗奈何?

岐伯曰:视其虚实,调其逆从,可使必已矣。

帝曰:病热当何禁之?

岐伯曰:病热少愈,食肉则复,多食则遗,此其禁也。

【注释】

①时有所遗:杨上善:"遗,余也,大气虽去,犹有残热在脏腑之内外,因多食,以谷气热与故热相薄,重发热病,名曰余热病也。"遗留余热。

【译文】

黄帝道:热病已经痊愈了,常常遗有余热不尽,是什么原因呢?

岐伯说:凡是余热不清的,都是因为在发热较重的时候,勉强吃东西造成的。像这样的病人,病虽然减退,但还有余热蕴里,于是谷气与余热相互搏结,所以就有余热不清现象。

黄帝说:讲得好。那该怎样治疗余热不清呢?

岐伯说:只要根据病情的虚实调理,而分别给以正治和反治,就一定能治好。

黄帝问道:如果患了热病有什么禁忌呢?

岐伯说:热病刚有好转,如果马上吃肉类食物,就会复发,如果过多进食,也会有余热不清,这就是热病应当禁忌的。

帝曰:其病两感于寒者,其脉应与其病形何如?

岐伯曰:两感于寒者,病一日,则巨阳与少阴俱病,则头痛,口干而烦满;二日,则阳明与太阴俱病,则腹满,身热,不欲食,谵言①;三日,则少阳与厥阴俱病,则耳聋,囊缩而厥。水浆不入,不知人,六日死。

帝曰:五脏已伤,六腑不通,荣卫不行,如是之后,三日乃死,何也?

岐伯曰:阳明者,十二经脉之长也。其血气盛,故不知人,三日其气乃尽,故死矣。

【注释】

①谵(zhān)言:神志不清,语无伦次。

【译文】

黄帝道:表里两感于寒的病人,受邪的脉象和相应的症状如何呢?

岐伯说:阴阳表里两感于寒的病人,发病的第一天,是太阳和少阴二经同病,有头痛、口干、烦闷的症状;第二天是阳明与太阴二经同病,既有太阴经的腹满,又有阳明经的身热、不欲食、语无伦次的症状;第三天是少阳与厥阴二经同病,既见少阳经的耳聋,又见厥阴经的阴囊紧缩和手足厥冷的症状。如果再发展到水浆不入,神志昏迷的症状,就会在第六天死去。

黄帝说:病情发展至五脏都已损伤,六腑不通,营卫不行的时候,为什么还要再过三天才死亡呢?

岐伯说:因为阳明经是十二经脉中之长,是多气多血之经,所以不知人事以后第三天,阳明胃经的气血才会衰竭,因此到此时就会死亡了。

凡病伤寒而成温者①,先夏至日者为病温,后夏至日者为病暑。暑当与汗皆出,勿止。

①温:此指温热病。

【译文】

但凡伤于寒邪而成为温病的,如果在夏至日以前发病的就叫温病;在夏至以后发病的称为暑病。暑病应当发汗,汗出有利于暑邪排除,所以治暑不能止汗。

咳论篇

黄帝问曰:肺之令人咳,何也?

岐伯对曰:五脏六腑皆令人咳,非独肺也。

帝曰:愿闻其状。

岐伯曰:皮毛者,肺之合也。皮毛先受邪气,邪气以从其合也①。其寒饮食入胃,从肺脉上至于肺则肺寒,肺寒则外内合邪②,因而客之,则为肺咳。五脏各以其时受病③,非其时,各传以与之。人与天地相参,故五脏各以治时感于寒则受病④。微则为咳,甚者为泄为痛。乘秋则肺先受邪,乘春则肝先受之,乘夏则心先受之,乘至阴则脾先受之⑤,乘冬则肾先受之。

【注释】

①邪气以从其合也:风寒等邪气侵袭于皮毛,再深入于肺。

②外内合邪:外,皮毛感受风寒邪气。内,胃有寒饮食在内。二者相合而伤肺,这就是"外内合邪"。

③五脏各以其时受病:五脏各有所主的时令,如肝主春,心主夏,脾主长夏,肺主秋,肾主冬,各在主时易受病。

④治时:指五脏所主的时令,也叫"旺时"。

⑤至阴:农历六月为至阴,也称"季夏"。

【译文】

黄帝问道:肺脏有病,能使人咳嗽,这是为什么?

岐伯回答说:五脏六腑的病都能使人咳嗽,不单是肺脏病如此。

黄帝道:希望能听听具体的解释。

岐伯说:皮毛主表,和肺是相配属的。皮毛先感受了寒邪,邪气就会通过皮毛侵入肺脏。再由于喝了冷水或者吃了冷的食物,寒气于胃中循经入肺,肺脏因此而受寒。如果这样,内外的寒邪相合,停留在肺脏,从而就成为肺咳了。至于五脏六腑的咳嗽,是五脏各在所主的时令受病,并非在肺所主时节受病,而是各脏病传给肺脏的。人与自然天地是相参应,五脏在其所主的时令中受了寒邪,便能得病。若是轻微的,就是发生咳嗽;严重的,寒气入里,就成为腹痛、腹泻病。所以一般情况是在秋天的时候,肺先受邪,春天的时候肝先受邪,夏天的时候心先受邪,季夏时节则脾先受邪,冬天时节则肾先受邪。

帝曰:何以异之?

岐伯曰:肺咳之状,咳而喘,息有音,甚则唾血①。心咳之状,咳则心痛,喉中介介如梗状,甚则咽肿喉痹。肝咳之状,咳则两胁下痛,甚则不可以转,转则两胠下满。脾咳之状,咳则右胁下痛,阴阴引肩背②,甚则不可以动,动则咳剧。肾咳之状,咳则腰背相引而痛,甚则咳涎③。

【注释】

①唾血:痰中带血。

②阴阴:隐隐。

③咳涎:咳出黏沫。涎,口中清晰的津液。

【译文】

黄帝问道:这些咳嗽怎样来区别呢?

岐伯说:肺咳的症状,咳嗽而气喘,呼吸而有声音,更甚者还会唾血。心咳的症状,咳嗽则感到心痛,喉中如物堵塞,更甚者咽喉肿痛会闭塞。肝咳的症状,咳嗽则两胁疼痛,更甚者行走不便,如果强行行走,两脚就会浮肿。脾咳的症状,咳嗽则右胁疼痛,并隐隐然疼痛牵引肩背,更甚者不能活动,一动咳嗽就会加剧。肾咳的症状,咳嗽则腰背互相牵扯作痛,更甚者就要咳出黏沫痰涎来。

帝曰:六腑之咳奈何?安所受病?

岐伯曰:五脏之久咳,乃移于六腑。脾咳不已,则胃受之;胃咳之状,咳而呕,呕甚则长虫出。肝咳不已,则胆受之;胆咳之状,咳呕胆汁。肺咳不已,则大肠受之;大肠咳状,咳而遗矢①。心咳不已,则小肠受之;小肠咳状,咳而失气②,气与咳俱失。肾咳不已,则膀胱受之;膀胱咳状,咳而遗溺。久咳不已,则三焦受之,三焦咳状,咳而腹满,不欲食饮。此皆聚于胃,关于肺,使人多涕唾而面浮肿气逆也③。

【注释】

①遗矢:大便失禁。矢,通"屎"。

②失气:矢气也,即放屁。

③涕唾:脓稠痰涎。

【译文】

黄帝问道:六腑咳嗽的症状又如何呢?又是怎样发病的呢?

岐伯说:五脏咳嗽日久不愈,就会转移于六腑。比如,脾咳不愈,则胃就要受病;胃咳的症状,咳而呕吐,更甚者呕出蛔虫。肝咳不愈,则胆就要受病;胆咳的症状,咳嗽而可呕出胆汁。肺咳不愈,则大肠就要受病;大肠咳的症状,咳嗽而大便失禁。心咳不愈,则小肠就要受病;小肠咳的症状,咳而放屁,且经常是咳嗽和放屁同时发作。肾咳不愈,则膀胱就要受病;膀胱咳的症状,咳嗽而遗尿。以上各种咳嗽,如果经久不愈,则使三焦受病;三焦咳的症状,则咳而腹满,不欲饮食。但凡这些咳嗽,无论是哪一脏哪一腑的病变,其邪都汇聚于胃,并循经入肺,才能使人咳吐稠痰,面目浮肿,且气机逆乱。

帝曰:治之奈何?

岐伯曰:治脏者,治其俞;治腑者,治其合;浮肿者,治其经①。

帝曰:善。

【注释】

①"治其俞"六句:取穴法。针对不同的病症,选取不同的穴位。俞,

腧穴;合,合穴;经,经穴。

【译文】

黄帝问道:那该怎样治疗呢?

岐伯说:治疗五脏的咳嗽,要选腧穴;治疗六腑的咳嗽,要选合穴;但凡是由于咳嗽而且浮肿的病人,就要选经穴。

黄帝说:好。

痹论篇

黄帝问曰:痹之安生?

岐伯对曰:风寒湿三气杂至合而为痹也。其风气胜者为行痹①,寒气胜者为痛痹②,湿气胜者为著痹也③。

【注释】

①行痹:又称"风痹"。表现为肢节疼痛,游走不定。

②痛痹:又称"寒痹"。表现为肢体疼痛较重,得热则缓,遇冷加剧。

③著痹:又称"湿痹"。表现为肢体疼痛重著,固定不移,或肌肉麻木不仁。

【译文】

黄帝问道:痹病是怎样产生的?

岐伯回答说:风、寒、湿三种邪气杂糅在一起伤人形成痹证。其中风邪偏胜的,叫行痹;寒邪偏胜的,叫痛痹;湿邪偏胜的,叫著痹。

帝曰:其有五者何也?

岐伯曰:以冬遇此者为骨痹;以春遇此者为筋痹;以夏遇此者为脉痹;以至阴遇此者为肌痹①;以秋遇此者为皮痹。

【注释】

至阴:指季夏、长夏,即农历六月。

黄帝道:痹病又可分为五种,分别是什么呢?

岐伯说:在冬天得病的叫骨痹;在春天得病的叫筋痹;在夏天得病的叫脉痹;在长夏得病的叫肌痹;在秋天得病的叫皮痹。

帝曰:内舍五脏六腑,何气使然?

岐伯曰:五脏皆有合,病久而不去者,内舍其合也①。故骨痹不已,复感于邪,内舍于肾;筋痹不已,复感于邪,内舍于肝;脉痹不已,复感于邪,内舍于心;肌痹不已,复感于邪,内舍于脾;皮痹不已,复感于邪,内舍于肺。所谓痹者,各以其时重感于风寒湿之气也。

【注释】

①内舍其合:内舍,指病邪居留潜藏于内,舍,稽留也;合,五脏与五体内外相应。《灵枢·五色》:"肝合筋,心合脉,肺合皮,脾合肉,肾合骨也。"

【译文】

黄帝道:痹病的病邪又可进一步内藏于五脏六腑的,这是什么气使其这样的呢?

岐伯说:五脏都与外在的筋、脉、肉、皮、骨相应,当病邪久留体表而不去,就会侵入相应的脏腑。所以骨痹不愈,又重新感受了邪气,就内犯于肾;筋痹不愈,又重新感受了邪气,就内犯于肝;脉痹不愈,又重新感受了邪气,就内犯于心;肌痹不愈,又重新感受了邪气,就内犯于脾;皮痹不愈,又重新感受了邪气,就内犯于肺。所以说内脏痹病,是在五脏所主季节里重新感受风、寒、湿气三邪所致的。

凡痹之客五脏者,肺痹者,烦满喘而呕。心痹者,脉不通,烦则心下鼓①,暴上气而喘②,嗌干善噫,厥气上则恐。肝痹者,夜卧则惊,多饮数小便,上为引如怀。肾痹者,善胀,尻以代踵,脊以代头③。脾痹者,四支解堕,发咳呕汁,上为大塞④。肠痹者,数饮而出不得,中气喘争⑤,时发飧泄。胞痹者,少腹膀胱按之内痛,若沃以汤⑥,涩于小便,上为清涕。

①心下鼓:即心悸动。

②暴上气而喘:气逆上冲而致喘。

③尻(kāo)以代踵(zhǒng),脊以代头:能坐不能起,头能俯不能仰。

④大塞:郭霭春认为"大"为"不"字之误,不通"否",故大塞即是痞塞。

⑤中气喘争:即是肠鸣。

⑥若沃以汤:好像浇了热水的样子。沃,浇灌;汤,热水。

【译文】

但凡痹病侵入五脏,其临床表现各有不同,肺痹的症状,是烦闷,喘逆而呕之状。心痹的症状,可以出现血脉不通,心烦而心悸不宁,突然气逆上冲而喘,咽干,嗳气。厥气上逆乘心,则令人惊恐。肝痹的症状,是夜眠多惊,好饮而小便频数,疼痛上引少腹,腹满膨胀像怀孕时一样。肾痹的症状,常见浑身肿胀,肿胀得能坐不能起,头俯不能仰,行动时如尾骨着地,端坐时又像颈骨下倾、脊骨上耸反高于头一样。脾痹的症状,常是四肢倦怠无力,时有咳嗽,呕吐清水,胸部痞塞不通。肠痹的症状,是频频饮水而小便困难,中气上逆肠鸣如雷,时有腹泻。胞痹也可出现手按少腹、膀胱,内有痛感,腹中发热如浇热汤,小便涩滞,鼻流清涕等症状。

阴气者①,静则神藏,躁则消亡。饮食自倍,肠胃乃伤②。淫气喘息,痹聚在肺;淫气忧思,痹聚在心;淫气遗溺,痹聚在肾;淫气乏竭③,痹聚在肝;淫气肌绝,痹聚在脾。诸痹不已,亦益内也。其风气胜者,其人易已也。

【注释】

①阴气:此处指五脏精气。

②饮食自倍,肠胃乃伤:如果饮食过度,就会损伤到肠胃。自,如果。

③乏竭:气血疲乏衰竭。

【译文】

黄五脏的阴气,安静时就精神内守,躁动时就易于耗散。假若饮食过度,肠胃就会受到损伤。淫气入里,失其平和,可以引发喘息急促,则是痹发生在肺;假若淫气失其平和引发忧愁思虑,那么是痹气发生在心;假若淫气失其平和而引起遗尿,那么是痹气发生在肾;假若淫气失其平和而引发身体疲乏衰竭,那么是痹气发生在肝;假若淫气失其平和而因过饥伤胃,导致肌肉消瘦,那么是痹气发生在脾。各种痹证日久不愈,都可能由表入里,其中风邪偏胜的,比较容易痊愈。

帝曰:痹,其时有死者,或疼久者,或易已者,其故何也?

岐伯曰:其入脏者死,其留连筋骨者疼久,其留皮肤间者易已。

【译文】

黄帝问:患了痹病后,有的会死,有的会疼痛经久不愈,有的很快就痊愈,这是什么缘故呢?

岐伯说:痹病邪气侵犯到五脏则死;痹邪缠绵在筋骨间的,疼痛就会经久不愈;假如痹邪之气只流连在皮肤肌腠中,那就容易痊愈了。

帝曰:其客于六腑者,何也?

岐伯曰:此亦其食饮居处,为其病本也。六腑亦各有俞①,风寒湿气中其俞,而食饮应之,循俞而入,各舍其府也。

【注释】

①六腑亦各有俞:六腑各有腧穴。马莳:"六府之分肉,皆各有俞,外中其俞,而内之饮食失节应之,则邪气循俞而入,各舍于六府之中,此痹之所以成也。"

【译文】

黄帝道:致病的邪气侵入六腑,又是什么情况?

岐伯回答说:这是由于饮食起居失当,成为导致腑痹的根本原因。六腑也各有腧穴,风、寒、湿三种邪气外中六腑腧穴,而内有饮食所伤的病理基础,外内相应,于是病邪就循着腧穴而入里,停留在相应的腑。

帝曰:以针治之奈何?

岐伯曰:五脏有俞①,六腑有合②,循脉之分,各有所发,各随其过,则病瘳也③。

【注释】

①五脏有俞:五脏各有腧穴。俞,腧腧穴。

②六腑有合:六腑各有合穴。合,合穴。

③瘳(chōu):病愈。

【译文】

黄帝问道:怎样用针刺治疗痹证呢?

岐伯说:五脏各有腧穴,六腑各有合穴,循着经脉所属的部分,各有其病所生,各有其病所在。因此只要按其发病的所在部位进行针刺治疗,病就会痊愈了。

帝曰:荣卫之气,亦令人痹乎?

岐伯曰:荣者,水谷之精气也。和调于五脏,洒陈于六腑①,乃能入于脉也,故循脉上下,贯五脏络六腑也。卫者,水谷之悍气也,其气慓疾滑利,不能入于脉也,故循皮肤之中,分肉之间,熏于肓膜②,散于胸腹。逆其气则病,从其气则愈。不与风寒湿气合,故不为痹。

【注释】

①洒陈:散布。洒,散;陈,布。

②肓膜:体腔内脏之间的系膜。

【译文】

黄帝道:营卫之气可以使人发痹病吗?

岐伯说:营气是水谷所化生的精气。它协调地运行于五脏,布散于六腑,然后汇合进入脉中,循着经脉运行,起到贯通五脏、联络六腑的作用。

卫气是水谷所化生的悍气,其性迅疾滑利,不能进入脉中,所以只循行于皮肤分肉之间,上熏蒸于肓膜之间,下散布于胸腹之内。因此,如果营卫之气的循行逆乱,则会生病,但只要营卫之气顺从和调,病就会痊愈。总之,如果营卫之气不与风、寒、湿三气相合的,就不会引起痹病。

帝曰:善。痹,或痛,或不仁,或寒,或热,或燥,或湿,其故何也?

岐伯曰:痛者,寒气多也,有寒故痛也。其不痛不仁者,病久入深,荣卫之行涩,经络时疏①,故不痛;皮肤不营,故为不仁。其寒者,阳气少,阴气多,与病相益,故寒也。其热者,阳气多,阴气少,病气胜,阳遭阴,故为痹热。其多汗而濡者,此其逢湿甚也。阳气少,阴气盛,两气相感②,故汗出而濡也。

【注释】

①疏:空虚的意思。

②两气:指偏胜的阴气与湿气。

【译文】

黄帝道:说得好!痹病有的疼痛,有的麻木,有的表现为寒,有的表现为热,有的表现为干燥,有的表现为湿润等不同情况,是什么原因呢?

岐伯说:痛的是寒气偏多,有寒气所以疼痛。不痛而麻木不仁的,是患病日久,病邪深入,营卫之气运行迟滞,致使经络空虚,气血衰少,所以不痛;皮肤得不到营养,所以麻木不仁。表现为寒象的,是阳气不足,阴气偏胜,阳气与属阴的病邪相遇加剧了风寒湿的痹气,所以表现为寒多;表现为热的,是阳气偏胜,阴气不足,阳气与阴相遇,而阳迫阴化热,所以表现为痹热。多汗而皮肤湿润的,是因为感受湿邪太甚。加之体内阳气不足,阴气有余,阴气和湿气相合,所以有多汗而皮肤湿润的症状。

帝曰:夫痹之为病,不痛何也?

岐伯曰:痹在于骨则重,在于脉则血凝而不流,在于筋则屈不伸,在于肉则不仁,在于皮则寒。故具此五者,则不痛也。凡痹之类,逢寒则急①,逢热则纵②。

帝曰：善。

【注释】

①急：关节拘缩挛急。

②纵：筋脉弛缓松纵。

【译文】

黄帝问道：有的痹病疼痛不明显，这是什么缘故？

岐伯说：痹发生在骨的则身重，痹发生在经脉则血气凝滞而不畅通，痹发生在筋则有屈曲不伸，痹发生在肌肉则有麻木不仁，痹发生在皮肤则感觉寒凉。如果具有这五种症状的，就不会有明显的疼痛。但凡痹病一类，遇到寒气就会拘急挛缩疼痛，遇到热气就会筋脉弛缓。

黄帝说：讲得好！

标本病传论篇

黄帝问曰：病有标本①，刺有逆从，奈何？

岐伯对曰：凡刺之方，必别阴阳，前后相应，逆从得施，标本相移。故曰：有其在标而求之于标，有其在本而求之于本，有其在本而求之于标，有其在标而求之于本。故治有取标而得者，有取本而得者，有逆取得者，有从取而得者。故知逆与从，正行无问，知标本者，万举万当；不知标本，是谓妄行。

【注释】

①标本："本"指病因、病机，则"标"指症状表现；"本"指久病，则"标"指新病。

【译文】

黄帝问道：疾病有标本的区别，刺法有逆治从治的不同，这是怎么回事？

岐伯回答说：但凡针刺的原则，必须先辨别其阴阳属性，然后联系病情的前后关系，然后恰当地运用逆治和从治，灵活地处理治标还是治本的

素问

关系。所以说：病在标则治标，病在本则治本，有的病在本也可治标，有的病在标也可治本。所以在治疗上，有治标而缓解的，有治本而缓解的，有反治而痊愈的，有正治而痊愈的。所以懂得了逆治和从治法则，便能进行正确治疗而无所疑虑；知道了治标治本的原则，万无一失；如果不知道标本，这就叫盲目行事。

夫阴阳、逆从、标本之为道也，小而大，言一而知百病之害；少而多，浅而博，可以言一而知百也。以浅而知深，察近而知远，言标与本，易而勿及①。

【注释】

①言标与本，易而勿及：标与本的道理容易理解，而应用就不容易做到了。

【译文】

关于阴与阳、逆与从、标与本，作为一种原则，看起来很小，却可以使人由小到大地认识疾病，所以谈一个阴阳标本逆从的道理，就能知道多种疾病的利害关系；还能由少推多，执简可以驭繁。由浅而能知深，察近而知远，虽然谈论标与本的道理容易理解，但是要能真正掌握与熟练运用却很难。

治反为逆，治得为从。先病而后逆者治其本，先逆而后病者治其本，先寒而后生病者治其本，先病而后生寒者治其本，先热而后生病者治其本，先热而后生中满者治其标，先病而后泄者治其本，先泄而后生他病者治其本。必且调之，乃治其他病。先病而后生中满者治其标，先中满而后烦心者治其本。人有客气，有同气。小大不利治其标，小大利治其本。病发而有余，本而标之，先治其本，后治其标。病发而不足，标而本之，先治其标，后治其本。谨察间甚，以意调之，间者并行①，甚者独行②。先小大不利而后生病者治其本。

黄帝内经

【注释】

①并行:标本兼治。

②独行:单独用治标或治本的一种方法。

【译文】

迎着病邪而治的治法为逆治,顺从病情而治的方法为从治。先患某病而后发生气血逆乱的,先治其本病;先气血逆乱而患病的,也治其本病;先有寒邪而后生病的,应先治其本病;先患病而后有寒的,也应当先治其本病;先患热病而后有其他病变的,应当先治其本病;先患热病而后有胸腹胀满的,应先治其标病;先患病而后有泄泻的,应先治其本病;先有泄泻而后有其他病的,应先治其本病。必须先把泄泻调治好后,才可以治疗其他病症。先患病而后有中满的,应当先治其标病;先患胸腹胀满证,而后有心烦不舒的,应当先治其本病。人体疾病过程中有邪气和真气的相互作用。但凡是大小便不利的,应当先通其大小便以治其标病;大小便通利的则先治其本病。若发病为有余的表现,就用"本而标之"的治法,即先祛邪以治其本,后调理气血以治其标;如疾病发作表现为正气不足的虚证,则应当采用"标而本之"的治法,即先固护正气以防止虚脱以治其标,后祛除病邪以治其本。总而言之,要谨慎地观察病情的轻重浅深,根据具体病情的具体缓急而进行治疗,但凡病轻的可以标本同治,病重的就要依据病情,或治其本或治其标。另外,先大小便不通利,而后并发其他疾病的,应当先通利二便以治其本病。

夫病传者,心病,先心痛,一日而咳,三日胁支痛;五日,闭塞不通,身痛体重,三日不已,死。冬夜半,夏日中①。

【注释】

①冬夜半,夏日中:张介宾:"心火畏水,故冬则死于夜半;阳邪亢极,故夏则死于日中。盖衰极亦死,盛极亦死。"意思是说,冬天的半夜心火衰弱至极,夏天的中午心火亢盛至极,都会死亡。

【译文】

但凡疾病的传变规律,心病则先发心痛,过一日病传入肺则咳嗽,再过三日病传入肝则胁肋胀痛；再过五日病传入脾则大便闭塞不通，身体沉重疼痛，再过三日不愈，则死亡。而且冬天死于半夜，夏天则死于中午。

肺病，喘咳，三日而胁支满痛；一日身重体痛，五日而胀，十日不已，死。冬日入，夏日出^①。

【注释】

①冬日入，夏日出：这是说虽然冬天日入属申金，但金气衰弱，不能扶助肺金，夏天的日出虽然属寅木，木气旺而生火，火虽生，但肺气已绝，而不能滋生肺金，所以都是肺病的死时。马元台："冬之日入在申，申虽属金，金衰不能扶也。夏之日出在寅，木旺火将生，肺气已绝，不待火之生也。"

【译文】

肺病先见喘咳，三日不愈病传入肝，则胁肋疼痛胀满；再一日病邪传入脾，则身体疼痛沉重，再五日病邪传入胃，则腹胀；再十日不愈，则要死亡。而且冬天死在日落之时，夏天死在日出之时。

肝病，头目眩，胁支满，三日体重身痛，五日而胀，三日腰脊少腹痛，胫痠，三日不已，死。冬日入，夏早食^①。

【注释】

①冬日入，夏早食：这是说冬天的日入属申金，此时金气旺而木气衰，夏天的早餐时属卯木，木气旺而肝气反绝，都是肝病的死时。马元台："盖冬之日入在申，以金旺木衰也，夏之早食在卯，以木旺气反绝也。"

【译文】

肝病先见头痛目眩，胁肋胀满，三日后病传入脾则身体疼痛沉重，再五日病传入胃，额腹胀，再三日则腰脊少腹疼痛，膝胫酸软，再三日不愈，则要死亡。而且冬天死在日落之时，夏天死在吃早餐之时。

脾病，身痛体重，一日而胀，二日少腹腰脊痛，胫痠，三日背胂筋痛,小便闭①;十日不已,死。冬人定,夏晏食②。

【注释】

①背胠(lǚ)筋痛,小便闭:肾与膀胱为表里关系,肾病传于膀胱府,出现背胠筋痛,小便不通的膀胱病变。马元台:"胠,膂同。肾自传于膀胱府,故背胠筋痛,小便自闭。"

②冬人定,夏晏食:张介宾:"此巳亥时也。"人定为亥时即子夜时分,晏时为巳时即上午八点至十点。

【译文】

脾病则先见身体疼痛沉重,一日后病传入于胃而腹胀,再两日病传入肾,则少腹腰脊疼痛,膝胫酸软,再三日病传入膀胱,见背脊筋骨间疼痛,小便不通;再十日不愈者,则要死亡。而且冬天死在申时之后,夏天死在寅时之后。

肾病,少腹腰脊痛,骱痠,三日背胠筋痛,小便闭;三日腹胀;三日两胁支痛;三日不已,死。冬大晨①,夏晏晡②。

【注释】

①大晨:天亮时。

②晏晡:黄昏时。

【译文】

肾病则先见少腹腰脊疼痛,膝胫酸软,三日后病邪传入膀胱,发生背脊筋骨疼痛,小便不利;再三日则病邪传入胃,出现腹胀;再三日病传入于肝,发生两胁胀痛;如果再三日不愈,则要死亡。而且冬天死在天亮,夏天死在黄昏。

胃病,胀满,五日少腹腰脊痛,骱痠,三日背胠筋痛,小便闭;五日身体重;六日不已,死。冬夜半后,夏日昳①。

【注释】

①日昳:午后。

素问

67

【译文】

胃病则先见腹部胀满,五日后病邪传入于肾,则见少腹腰脊疼痛、膝胫酸软,再三日病邪传入于膀胱,则见背脊筋骨疼痛,小便不利;再五日则病邪传入于脾,则见身体沉重疼痛;再六日不愈,则要死亡。而且冬天死在半夜后,夏天死在午后。

膀胱病,小便闭,五日少腹胀,腰脊痛,箭痠;一日腹胀;一日身体重;二日不已,死。冬鸡鸣,夏下晡①。

【注释】

①下晡:下午。

【译文】

膀胱发病则先见小便不通,五日后病邪传入于肾,则见少腹胀满,腰脊疼痛,膝胫酸软;再一日病邪传入于胃,则见腹胀;再一日病邪传入于脾,则见身体疼痛沉重;再两日不愈,则要死亡。而且冬天死在夜半后,夏天死在下午。

诸病以次相传,如是者皆有死期,不可刺;间一脏止,及至三四脏者,乃可刺也。

【译文】

各种疾病按次序相传,正如上面所言,都有一定的死期,不能采用针刺治疗;如果是间脏相传或者是间三脏、四脏相传,才可以采用针刺治疗。

天元纪大论篇

黄帝问曰:天有五行,御五位,以生寒、暑、燥、湿、风。人有五脏,化五气,以生喜、怒、思、忧、恐。《论》言:五运相袭而皆治之,终期之日,周而复始。余已知之矣,愿闻其与三阴三阳之候奈何合之?

鬼臾区稽首再拜对曰①:昭乎哉问也!夫五运阴阳者,天地之道也,万物之纲纪,变化之父母,生杀之本始,神明之府也,可不通乎！故物生谓之化,物极谓之变②,阴阳不测谓之神③,神用无方谓之圣④。夫变化之为用也,在天为玄,在人为道,在地为化。化生五味,道生智,玄生神。神在天为风,在地为木;在天为热,在地为火,在天为湿,在地为土;在天为燥,在地为金;在天为寒,在地为水。故在天为气,在地成形,形气相感而化生万物矣。然天地者,万物之上下也;左右者,阴阳之道路也;水火者,阴阳之征兆也;金木者,生成之终始也。气有多少,形有盛衰,上下相召,而损益彰矣。

【注释】

①鬼臾区:人名。传说是黄帝的大臣,上古医家。

②物生谓之化,物极谓之变:万物的生长,称为"化";万物生长发展到极端,称之为"变"。

③阴阳不测谓之神:阴阳变化不可揣测,称为"神"。语出《易传·系辞》。

④神用无方谓之圣:《易传》云:"神无方,而易无体。"方,边的意思。神的作用(阴阳运动)变化无穷叫作"圣"。

【译文】

黄帝问道:天有五行木、火、土、金、水,临治五方东、南、西、北、中之位,产生五气寒、暑、燥、湿、风的变化。人而有五脏,化生五气,以生喜、怒、思、忧、恐等情志。《六节脏象论》中曾道:五运相袭,各有其固定的主治季节,到岁终之时就是一个周期,又再开始新的循环。这些道理我已经知道了,还希望再听听五运与三阴三阳的结合关系是怎样的?

鬼臾区跪拜行礼后回答说:你问得很高明啊！五运和阴阳是天地自然界变化的根本规律,是自然万物的总纲,是事物发展变化的基础,是生长和毁灭的根本,是宇宙间万物变化的内在动力,这些道理怎能不通晓！因而万物的生长称为"化",生长发展到极点叫"变",难以测度阴阳的变化叫"神",能够掌握和运用这种变化无方所叫"圣"。阴阳变化的作用,在天就是深奥不测的宇宙道理,在人就是认识社会事物的自然规律,在地则是万物的化生,物质的化生,则产生了五味;人明白道理,就能生智慧;认识了天深奥不测,就能产生了神明。而神明的作用,在天为风,在地为木；在天为热，在地为火；在天为湿，在地为土；在天为燥，在地为金；在天为寒，在地为水。所以在天为无形之气，在地则为有形之质，形气相感召，就能产生变化和化生万物。所以天地是万物的上下范围，阳升于左，阴降于右，左右是阴阳升降的道路，水属阴，火属阳，所以水火是阴阳的表现，秋属金，春属木是生长收成的终结与开始所以金木是生成的终始。阴阳之气并不是一成不变，它们有多少不同，也就形有旺盛和衰败的分别，在上之气与在下之形相互交感，事物或衰弱或强盛的现象，也就很明显了。

帝曰：愿闻五运之主时也何如？

鬼臾区曰：五气运行，各终期日^①，非独主时也。

帝曰：请闻其所谓也。

鬼臾区曰：臣积考《太始天元册》文曰^②：太虚寥廓^③，肇基化元^④，万物资始，五运终天，布气真灵，摠统坤元^⑤。九星悬朗^⑥，七曜周旋^⑦，曰阴曰阳，曰柔曰刚。幽显既位，寒暑弛张。生生化化，品物咸章。臣斯十世，此之谓也。

【注释】

①期日：三百六十五日。

②《太始天元册》：古代占候之书，已佚。

③太虚寥廓：太空苍茫辽阔，无边无际。

④肇基化元：肇，开始。元，根源，本始。化生万物的基础。

⑤摠（zǎng）统坤元：天之气统摄着生化万物的大地。摠，总。统，统摄，统领。坤元，大地。

⑥九星：指天蓬、天芮、天冲、天辅、天禽、天心、天任、天柱、天英九星。

⑦七曜（yào）周旋：七曜，古时指日、月、土、火、木、金、水七星。七曜环绕旋转。

【译文】

黄帝道：我希望能听听五运分主四时是如何的？

鬼臾区说：五气运行，每气各主一年，并不是单独主四时。

黄帝又问道：希望您能讲讲其中的道理。

鬼臾区说:我久已查了《太始天元册》,文中说:广阔无边的天空,是世界化生万物的本源,万物滋生要依靠于它,五运行于宇宙之中,终而复始,敷布天地真灵之气,统摄着作为滋养万物生长的坤元。九星悬空辉耀,七曜按周天旋转环绕,于是在天则产生了阴阳的变化,在地则有了刚柔的不同。昼夜的明暗有了一定的规律,四时寒暑更替按一定的季节往来有常。这样生化之不息,自然万物就繁荣盛昌。我家研究这些道理已是十世相传,就是前面所讲的那些道理。

帝曰:善。何谓气有多少,形有盛衰?

鬼臾区曰:阴阳之气,各有多少,故曰三阴三阳也。形有盛衰,谓五行之治,各有太过不及也[1]。故其始也,有余而往,不足随之;不足而往,有余从之。知迎知随,气可与期。应天为天符[2],承岁为岁直[3],三合为治[4]。

【注释】

[1]太过不及:阳年为太过,阴年为不及。

[2]天符:中运与司天之气相符的年份。

[3]岁直:中运与年支之气相同的年份。又叫"岁会"。

[4]三合:中运、司天、年支三者相同的年份。即既为天符,又为岁会。也叫"太乙天符"。

【译文】

黄帝说:好。那什么叫作气有多少、形有盛衰呢?

鬼臾区说:阴气与阳气各有多少不同,厥阴为一阴,少阴为二阴,太阴为三阴,少阴为一阳,阳明为二阳,太阳为三阳,所以才分别叫三阴三阳。形有盛衰,是说五行天干所主治岁运,各有太过与不及之分。例如,开始为太过的阳干年,接下来便是不及的阴干年;开始是不及的阴干年,接下来便是太过的阳干年。只要明白了太过不及的道理,也就可以预知推导运气的往复循环。但凡是中运与司天之气相符的属"天符"年,与该岁的年支之气相同的叫"岁直"年,若既是天符又同为岁直的就是"三合"年,就算是"治"。

帝曰：上下相召①，奈何？

鬼臾区曰：寒暑燥湿风火，天之阴阳也②，三阴三阳上奉之。木火土金水火，地之阴阳也③，生长化收藏下应之。天以阳生阴长，地以阳杀阴藏。天有阴阳，地亦有阴阳。故阳中有阴，阴中有阳。所以欲知天地之阴阳者。应天之气，动而不息④，故五岁而右迁⑤；应地之气，静而守位，故六期而环会⑥。动静相召，上下相临，阴阳相错，而变由生也。

【注释】

①上下相召：天地之气相互感召结合。马元台："上者天也，下者地也。上下相召者，天右旋之阴阳加于地下，地左转之阴阳临于天上而相召，以治岁治步也。"

②天之阴阳：风寒暑湿燥火六气分属三阴三阳。

③地之阴阳：就是主时之气的五行阴阳。

④应天之气，动而不息：地之运有五，而天之气有六，五六相合，六多五少，少则动速，所以说"动而不息"。张介宾："应天之气，五行之应天干也。动而不息，以天加地而六甲周旋也。"

⑤五岁而右迁：每五年五运自东向西转换一次。如甲子年为土运，至己巳年又为土运，这就是五岁而右迁。

⑥应地之气，静而守位，故六期而环会：张介宾："应地之气，天气之应地支也，静而守位，以地承天而地支不动也。"天之六气与地之五运相合，而六气对五运来说，因其多一，是比较静止的，所以说"静而守位"，六年一周，所以说"六期而环会"。

【译文】

黄帝问：天地阴阳上下感召，是什么意思呢？

鬼臾区说：寒、暑、燥、湿、风、火天之阴阳，三阴三阳相乘之，木、火、土、金、水、火地之阴阳，生长化收藏相应之。天是以阳生阴长的，地是以阳杀阴藏的。天气有阴阳，地气也有阴阳。因此天地相合，则阳中有阴，阴中有阳。所以我们要知道天地之阴阳的变化，就要知道与六气相应的五运是运动不息的，故有经过五年就自动向西转换一次，右迁一步；与五运相应的六气的运行是相对静止的,故经过六年才环周一次。由于天地动静相互影响,天地之气相临,阴阳之气相交错,运气的变化也就随之产生了。

帝曰:上下周纪①,其有数乎?

鬼臾区曰:天以六为节,地以五为制。周天气者,六期为一备;终地纪者,五岁为一周。君火以明,相火以位②。五六相合,而七百二十气为一纪③,凡三十岁;千四百四十气,凡六十岁而为一周④。不及太过,斯皆见矣。

【注释】

①上下周纪:高世栻:"五岁右迁,六期环会,上下相召,为周为纪。"就是天干在上,五岁为一周,地支在下,七百二十气为一纪。

②君火以明,相火以位:明,王冰注文改作"名"。张志聪:"是以君火以明而在天,相火以位而在下。盖言地以一火而成五行,天以二火而成六气也。"地之阴阳虽亦有二火,然因为君火主神明,只有相火主运,所以运仅有五,而气有六。

③七百二十气为一纪:气指节气,一年共有二十四个节气,五与六结合,5×6=30年,称为一纪,24×30=720气。

④一周:指甲子相合的一周。甲子相合共得六十个不同的年份,所以六十甲子为一周。

【译文】

黄帝问:天地上下,往复循环周旋,有没有一定的规律呢?

鬼臾区说:司天之气,以六为节,司地之气,以五为制。六气司天,六年才循环一周,谓之一备;司地之气,五年循环一周,谓之一周。因为主运之气为火,君火主神明有名而不主令,相火代君宣化火运。五运与六气相合,七百二十节气,谓之一纪,共计三十年,经过一千四百四十个节气,共计六十年便是甲子一周。这样气运的太过与不及,就都可以展现出来了。

帝曰:夫子之言,上终天气,下毕地纪,可谓悉矣。余愿闻而藏之,上以治民,下以治身,使百姓昭著,上下和亲,德泽下流,子孙无忧,传之后世,无有终时。可得闻乎?

鬼臾区曰:至数之机^①,迫迮以微^②,其来可见,其往可追,敬之者昌,慢之者亡,无道行私,必得夭殃,谨奉天道,请言真要。

【注释】

①至数之机:至数,指五运六气相合有定数。五运六气交错循环,六十年中有一定的规律,所以叫作"至数之机"。

②迫迮(zé):张介宾:"谓天地之气数,其精微切近,无物不然也。"切近而深细。

【译文】

黄帝说:先生所讲的,上则终尽天气,下则穷究地理,可以说是极其详尽。我想把这些听到的道理牢记在心里并保存下来,上以调治百姓疾病,下以调养自身,并使百姓也懂得这个道理,上下相睦亲爱,恩德及泽大众,并传之子孙千秋万代,永无终止,您能不能再给我说说呢?

鬼臾区说:五运六气相合的规律,切近微妙而深细,它的到来可以察见,它的过去可以追溯。遵从这些规律的人,就能身体康健,违背了这些规律,必然就会遇到天然的灾殃,甚至死亡,如果违逆了五运六气的规律,还肆意妄为者,必然会有祸殃,所以必须要谨慎地适应五运六气之道。请允许我来讲一讲其中的道理吧。

帝曰:善言始者,必会于终。善言近者,必知其远。是则至数极而道不惑,所谓明矣。愿夫子推而次之,令有条理,简而不匮,久而不绝,易用难忘,为之纲纪。至数之要,愿尽闻之。

鬼臾区曰:昭乎哉问! 明乎哉道! 如鼓之应桴,响之应声也。臣闻之,甲己之岁,土运统之;乙庚之岁,金运统之;丙辛之岁,水运统之;丁壬之岁,木运统之;戊癸之岁,火运统之。

【译文】

黄帝说:凡是善于谈论事物起源的,也必然能领会其结果。善于谈论近的事物,必定也知道推及远处的情况。因此只有这样,对五运六气的道理才不会感到迷茫困惑,对其具体原理才能深刻地把握,这就是所谓明了的境界。希望先生能推论排比,使之更有条理,简单而又无遗漏,长久流传而不至于会断绝,容易掌握运用而不至于容易忘记,使其成为医道的纲领。五运六气的至理要道,我希望能全都听先生讲讲。

鬼臾区说:你问的问题真高明啊! 五运六气的道理真的很明白啊! 好像鼓槌击在鼓上的应声一样,又好像回声对声音的回响一样。我听说,但凡是甲、己年由土运统领;乙、庚年由金运统领;丙、辛年由水运统领;丁、壬年,由木运统领;戊、癸年,由火运统领。

帝曰:其于三阴三阳,合之奈何?

鬼臾区曰:子午之岁,上见少阴①;丑未之岁,上见太阴;寅申之岁,上见少阳;卯酉之岁,上见阳明;辰戌之岁,上见太阳;巳亥之岁,上见厥阴。少阴所谓标也,厥阴所谓终也②。厥阴之上,风气主之;少阴之上,热气主之;太阴之上,湿气主之;少阳之上,相火主之;阳明之上,燥气主之;太阳之上,寒气主之。所谓本也,是谓六元③。

帝曰:光乎哉道! 明乎哉论! 请著之玉版,藏之金匮,署曰《天元纪》。

【注释】

①子午之岁,上见少阴:逢子年午年,则少阴司天,因三阴三阳为六气之上奉于天,所以称"上见"。

②少阴所谓标也,厥阴所谓终也:张介宾:"标,首也。终,尽也。六十年阴阳之序,始于子午,故少阴谓标,尽于巳亥,故厥阴为终。"

③六元:张介宾:"三阴三阳者,由六气之化为之主,而风化厥阴,热化少阴,湿化太阴,火化少阳,燥化阳明,寒化太阳,故六气谓本,三阴三阳谓标也。然此六者,皆天元一气之所化,一分为六,故曰六元。"

【译文】

黄帝说:三阴三阳与五运是怎样配合的呢?

鬼臾区说:子、午年都是少阴司天;丑、未年都是太阴司天;寅、申年都是少阳司天;卯、酉年都是阳明司天;辰、戌年都是太阳司天;巳、亥年都是厥阴司天。年支阴阳的次序起于子年，终于亥年，所以少阴为首，厥阴为终。厥阴司天以风气为主；少阴司天以热气为主；太阴司天以湿气为主；少阳司天以相火为主；阳明司天以燥气为主；太阳司天以寒气为主。这些风、热、湿、火、燥、寒就是三阴三阳的本元，所以也称为六元。

黄帝又说：您论述的道理真的很光明伟大啊！也很高明清楚啊！请允许我把它刻在玉版上，藏在金匮里，并题上名字叫《天元纪》。

疏五过论篇

黄帝曰：呜乎远哉！闵闵乎若视深渊①，若迎浮云。视深渊尚可测，迎浮云莫知其际。圣人之术，为万民式，论裁志意②，必有法则。循经守数③，按循医事，为万民副④。故事有五过，汝知之乎？

雷公避席再拜曰：臣年幼小，蒙愚以惑⑤，不闻五过，比类形名，虚引其经，心无所对。

【注释】

①闵闵：深远貌。形容医道深奥无穷。

②论裁：讨论决定。

③循经守数：遵守常规和法则。

④为万民副：为众人谋福利。副，辅助。引申为谋福利。

⑤蒙愚以惑：愚笨而又不明事理。

【译文】

黄帝道：哎呀，真是太深远了！道之远大幽深，好像探视深渊，又好像迎向空中浮云。渊虽深却还可以测量，迎看浮云就很难知道其边际了。圣人的医术，是万民学习的典范，他讨论决定在医学上对疾病的认识，必有一定法则。因而遵守常规和法则，依循医学的原则治疗疾病，才能给万民谋福利。所以在医事上面有"五过"和"四德"的说法，你知道吗？

雷公离开座位再拜回答道：我年岁幼小，蒙昧无知，不曾听说"五过"和"四德"的说法，虽然也能从病的症状表象和名目上来进行比类，但只是空洞地引经义而已，心里还不明白不能回答。

帝曰：凡诊病者，必问尝贵后贱，虽不中邪，病从内生，名曰脱营^①。尝富后贫，名曰失精。五气留连^②，病有所并。医工诊之，不在脏腑，不变躯形，诊之而疑，不知病名。身体日减，气虚无精，病深无气，洒洒然时惊^③。病深者，以其外耗于卫，内夺于荣。良工所失，不知病情。此亦治之一过也^④。

【注释】

①脱营：与下文的"失精"，皆病症名。皆为情志郁结所致。

②五气：五脏之气，实指五脏所生之情志而言。

③洒洒(xiǎn)然：恶寒貌。

④"此亦"句：这在诊治上是第一种过失。亦，句中助词。过，过失。

【译文】

黄帝道：但凡是在未诊病之前，必须询问病人的生活情况，是否以前高贵而后来卑贱，那么虽然不感受外邪，疾病也会由内而生，这种病就叫"脱营"。或是以前富裕而后来贫困而发病，这种病叫作"失精"。这两种病都是由于五脏之气流连不运，情志不舒郁结，日久积累而成病。医生诊察这种病时，疾病之初，部位不在脏腑，形体也没有变化，因而医生常在诊断上发生疑惑，不知道到底是什么病。日久病人身体却逐渐消瘦，气虚而精耗，待病势深重时，阳气日虚，因洒洒恶寒而心怯时惊。是因为这种病外则损耗了卫气，在内则劫夺了营血的关系。这种病即便是技术高明的医生，若失误不问明病人的情况，不知致病之因，随便处理。这在诊治上是第一种过失。

凡欲诊病者，必问饮食居处。暴乐暴苦，始乐后苦，皆伤精气，精气竭绝，形体毁沮^①。暴怒伤阴，暴喜伤阳，厥气上行，满脉去形^②。愚医治之，不知补泻，不知病情，精华日脱，邪气乃并^③。此治之二过也。

【注释】

①毁沮：毁坏。

②满脉：张脉。经脉张满。去形：形体羸瘦。

③邪气乃并：邪气愈加盛实。

【译文】

但凡是诊治疾病之时，一定要询问病人饮食起居的情况，以及精神上是否有突然欢乐，突然痛苦，或原生活安逸后来生活艰难等情况，因为突然苦乐都能损伤精气，使精气衰竭，形体毁坏。暴怒则伤阴，暴喜则伤阳，阴阳俱伤，则使厥逆之气上行而致经脉张满，形体羸瘦。技术低劣的医生在诊治这种病时，既不能恰当地运用泻法，也不了解病情，以致病人脏腑精气日渐耗散，而邪气却愈加盛实。这是诊治上的第二种过失。

善为脉者，必以比类、奇恒、从容知之①。为工而不知道，此诊之不足贵，此治之三过也。

【注释】

①比类：用取类相比，以求同中之异或异中之同。奇：指异常的。恒：指正常的。

【译文】

善于诊脉的医生，必将辨别疾病比类异同，分析奇恒，从容细致地分析并掌握疾病的变化规律。如果作为医生而不懂这个道理，那么他的诊治技术就没有什么可贵之处了。这是诊治上的第三种过失。

诊有三常①，必问贵贱。封君败伤，及欲侯王。故贵脱势，虽不中邪，精神内伤，身必败亡。始富后贫，虽不伤邪，皮焦筋屈，痿躄为挛②。医不能严，不能动神，外为柔弱，乱至失常③，病不能移④，则医事不行。此治之四过也。

【注释】

①三常：这里指贵贱、贫富、苦乐三种情况。

②躄(bì)：足萎弱不能行走。

③乱至失常：诊治上失去常法。乱，反训为"治"。

④病不能移:病患不能除去。

【译文】

诊病之时,须注意三种情况,即病人的贵贱地位、贫富差距、苦乐情志,必须先问清楚。因为原来地位高贵,失势以后,其情志必抑郁不伸,这种人,虽然未中外邪,但由于精神已经内伤,身体必然败亡。先富后贫的人,虽未伤于邪气,也会发生皮毛枯槁,经脉拘屈,足痿弱拘挛不能行走。对于这类病人,医生如果不能认真对待,不能严肃地对其开导,不能转变其思想而改变其精神面貌,仅是顺从病人之意,敷衍诊治医治也不发生效果。这是诊治上的第四种过失。

凡诊者,必知终始,有知余绪①。切脉问名②,当合男女,离绝菀结③,忧恐喜怒。五脏空虚,血气离守。工不能知,何术之语。尝富大伤,斩筋绝脉,身体复行,令泽不息④,故伤败结,留薄归阳,脓积寒炅。粗工治之,亟刺阴阳,身体解散,四肢转筋,死日有期。医不能明,不问所发⑤,唯言死日,亦为粗工。此治之五过也。

【注释】

①余绪:末端。既察其本,又知其末。

②问名:问症状。

③离绝:指生离死别。菀(yùn)结:情志郁结。菀,通"蕴"。

④令泽不息:使津液不能滋生。

⑤不问所发:不问发病的原因。

【译文】

但凡是诊治疾病,必须了解其发病初期和现在的疾病发展的全过程,同时还要知疾病的本末。在诊脉问证之时,应结合男女性别的不同特点,以及如因亲爱之人分离而怀念不绝,致情志郁结难解,及忧恐喜怒等因素。这些都有可能使五脏空虚,血气难以持守。如果医生不知道这些道理,还谈什么治疗技术可言。比如曾经富有之人,一旦失去财势,必大伤其心神,以致经脉的营养断绝而严重损伤,形体虽还能行动,但津液已不再滋生了,如果旧伤疼痛被引发,以致血气内结不散,迫于阳分而化热,日久成脓,脓血蓄积,使人发生寒热交作。粗率的医生治疗这种病时,由于不了解病系劳伤脓积,而多次刺其阴阳经脉,使病人气血更虚,而致身体日见消瘦懈怠,四肢拘挛转筋,离死期也就不远了。而医生对此既不能明辨,不问其发病原因,只是说病已危重,这也是粗率的医生。这是诊治上的第五种过失。

凡此五者,皆受术不通,人事不明也。故曰:圣人之治病也,必知天地阴阳,四时经纪,五脏六腑,雌雄表里①,刺灸砭石,毒药所主。从容人事,以明经道,贵贱贫富,各异品理②,问年少长,勇怯之理,审于分部,知病本始,八正九候,诊必副矣。

【注释】

①雌雄表里:此指经脉而言。如六阴为雌,六阳为雄,阳脉行表,阴脉行里。

②"贵贱"两句:指由于贵贱贫富的不同,其体质亦异。

【译文】

以上所说的五种过失,都是由于医生所学医术不够精深,又不懂得人情事理所造成的!所以说:高明的医生治病,必须知道天地自然阴阳的变化,四时寒暑经络的规律,五脏六腑之间的相互关系,经脉的阴阳表里,刺灸、砭石、毒药治病之所宜的主要病症。能周密联系人情事理的变迁,掌握诊治的常规。从病人的贫富贵贱及各自不同的体质及发病的特点,询问年龄的长幼,分析其个性的勇怯,再审察病色的所在部位,就可以知道疾病的根本原因;然后结合四时八风正气及三部九候脉象进行分析,那么诊疗技术就一定很精确了。

治病之道,气内为宝①,循求其理。求之不得,过在表里。守数据治,无失俞理。能行此术,终身不殆。不知俞理,五脏菀热②,痈发六腑。诊病不审,是谓失常。谨守此治,与经相明。《上经》《下经》,揆度阴阳,奇恒五中③,决以明堂④,审于终始⑤,可以横行⑥。

【注释】

①气内为宝:张介宾:"气内,气之在内者,即元气也。"指察病人元气的强弱是治病的关键。

②菀热:郁热。

③五中:五脏,因脏腑在体内故也称"五中"。这里指五脏的气色。

④明堂:明堂为古时朝廷议政的大堂,一般位居皇宫中央。因鼻位居面部中央,故以明堂喻鼻。这里泛指面部颜色。

⑤终始:始为初病,终是现病。

⑥横行:遍行,自由行走。

【译文】

治病的关键,在于重视深察病人元气的强弱,从其元气的强弱变化来寻求邪正变化的机理。如果求之不得,那么疾病过失就在于对表里关系的认识了。治疗的时候,应该遵守气血多少及针刺深浅等常规,不要搞错取穴的理法。能这样来进行治疗,则终生可不发生医疗过错。如若不知取穴的理法,而妄施刺灸砭石,就会使五脏郁热,六腑发生痈疡。如若诊病不能审慎周密,便是失去常规。若能谨守常规来治疗,自然就会与经旨相合了。如若能通晓《上经》《下经》二书,以及如何研究揆度奇恒阴阳变化之道的,五脏之病,表现于气色,取决于颜面明堂之色,审知疾病的始终等道理,便可无往而不胜了。

征四失论篇

黄帝在明堂,雷公侍坐。黄帝曰:夫子所通书受事,众多矣。试言得失之意,所以得之,所以失之。

雷公对曰:循经受业,皆言十全,其时有过失者,请闻其事解也。

【译文】

黄帝坐在明堂,雷公侍坐于旁,黄帝说:先生所的医书和所从事的医疗工作,已经是很多的了,你试谈谈对医疗上的成功与失败的看法。

雷公回答说:我研习医经并从事医疗事业,书上都说可以得到十全的效果,但在医疗中有时还是有过失的,请问这应该怎样解释呢?

帝曰:子年少智未及邪? 将言以杂合耶? 夫经脉十二,络脉三百六十五,此皆人之所明知,工之所循用也。所以不十全者,精神不专,志意不理,外内相失,故时疑殆。诊不知阴阳逆从之理。此治之一失也。

【译文】

黄帝道:你是因为年岁轻而智力不够,考虑不及呢,还是对众人杂合学说,缺乏一以贯之的独立分析见解呢?经脉有十二,络脉有三百六十五,这是人们都明白了解的,也是医生所遵循应用的。治病之所以不能收到十全的疗效,是由于精神不能专一,思想上不够调理,又不能将外在的症状和内在的病机情况结合一起来分析,因而时常产生疑惑和危难。在诊治上,如果不懂得阴阳逆从的道理。这是治病失败的第一个原因。

受师不卒,妄作杂术,谬言为道,更名自功,妄用砭石,后遗身咎。此治之二失也。

【译文】

随师学习尚未毕业,学术未精,就胡乱地搞起庞杂的疗法,以错误为真理,变易其说,而自以为功,或窃取别人成果冠为私名,乱用砭石,给自己遗留下罪过。这是治病失败的第二个原因。

不适贫富贵贱之居,坐之薄厚①,形之寒温,不适饮食之宜,不别人之勇怯,不知比类,足以自乱,不足以自明。此治之三失也。

【注释】

①坐之薄厚:居处环境的好坏。坐,古人席地而坐。这里指居处。

【译文】

治病不理解贫富贵贱的状况,居处环境的好坏,形体的寒温,不理解病人的饮食所宜，不能区别病人个性的勇怯，不知道用取类比象的方法进行分析。像这种做法，只能扰乱自己的思想，不足以搞清楚自己的认识。这是治疗失败的第三个原因。

诊病不问其始，忧患饮食之失节，起居之过度，或伤于毒？不先言此，卒持寸口，何病能中？妄言作名，为粗所穷。此治之四失也。

【译文】

诊断疾病之时，不问发病的原因，以及是否曾由于精神刺激，饮食是否失于节制，生活起居是否违背常规，或是否由于中毒等，如果不先把这些问题搞清楚，便仓促地去诊察病人寸口脉息，怎能诊断出什么病呢？只能是信口胡说，编造病名，使疾病这种低劣技术陷于困境。这是治疗失败的第四个原因。

是以世人之语者，驰千里之外，不明尺寸之论，诊无人事。治数之道，从容之葆，坐持寸口，诊不中五脉，百病所起，始以自怨，遗师其咎。是故治不能循理，弃术于市，妄治时愈，愚心自得。呜呼！窈窈冥冥，孰知其道？道之大者，拟于天地，配于四海，汝不知道之谕，受以明为晦。

【译文】

所以说有些医生，虽学道于千里之外，却不明白尺寸诊法，诊治疾病，也不考虑人事。更不知医生诊病技术的原则，从容和缓是最宝贵的，仅只知道诊察寸口，这种做法，不能精确地诊察五脏之脉，更不知百病发生的原因。开始埋怨自己的学术不精，继则归罪于老师传授不明。所以治病如果不能遵循医理，必为群众所不信任，任意乱治，侥幸有治好的，反而夸耀己功。唉！医学的精微深奥，有谁能够彻底了解其中的道理？医学理论的远大，可以和天地相比，能和四海匹配，你若不能通晓医理，即使得名师传授明白的道理，也依然糊涂暗晦不明。

灵枢

九针十二原①

黄帝问于岐伯曰:余子万民,养百姓,而收其租税。余哀其不给,而属有疾病。余欲勿使被毒药②,无用砭石,欲以微针通其经脉,调其血气,营其逆顺出入之会。令可传于后世,必明为之法。令终而不灭,久而不绝,易用难忘,为之经纪③。异其章,别其表里,为之终始,令各有形,先立《针经》。愿闻其情。

【注释】

①九针十二原:九针,古代用针治疗疾病的九种针具,具有不同的针形,包括镶针、员针、锃针、锋针、铍针、员利针、毫针、长针、大针;十二原,十二原穴,具体指五脏各二原穴,合膏之原、肓之原各穴。

②被:遭受。毒药:治病的药物、砭石。

③经纪:条理、规律。

【译文】

黄帝问岐伯说:我将百姓视为自己的子女,养育他们,并且征收他们的租税。我常怜悯他们不能生产自给,还要接连不断地生病。我想使他们避免遭受药物、砭石的伤害,而仅用微小的针,刺入肌肤,就可以疏通经脉,调和气血,使气血在经脉中逆顺运行、出入离合循行无阻,从而治愈疾病。同时让这种疗法流传到后世,并明确地制定出治疗使用原则。而使它永远不会湮没,历久而不失传,在学习中,容易运用,难以忘记,这又必须制定出针法使用的准则。另外,更要辨章析句,辨别表里,讲明用针的终始之道,而所用的针具也都要交代出具体的形状,为此,我想综合以上的问题先著一部针经。现在,我想听听你对于这个问题的意见。

岐伯答曰:臣请推而次之,令有纲纪,始于一,终于九焉。请言其道。小针之要^①,易陈而难入。粗守形,上守神。神乎神,客在门。未睹其疾,恶知其原? 刺之微,在速迟。粗守关,上守机。机之动,不离其空^②。空中之机,清静而微,其来不可逢,其往不可追。知机之道者,不可挂以发;不知机道,叩之不发。知其往来,要与之期。粗之暗乎,妙哉! 工独有之。往者为逆,来者为顺^③,明知逆顺,正行无问。逆而夺之,恶得无虚? 追而济之,恶得无实? 迎之随之,以意和之,针道毕矣。

【注释】

①小针:微小的针,相当于今之毫针。

②不离其空(kǒng):经络气机的往来离不开腧穴。空,指腧穴。

③往者为逆,来者为顺:气已去的,脉气虚而小,为逆;气已来的,脉气平而和,为顺。

【译文】

岐伯回答说:我愿把所知道的依次陈述,使它条理清晰,就像从一到九的规律一样清楚明白。先谈谈用针治病的一般道理。运用小针的关键,说起来容易,可是达到精微的境界却很不容易! 技术低下的医生拘泥于观察病人的形体,单从外表上辨别病情,高明的医生却更注重病人的精神活动以及气血盛衰的情况。高明的医生可以辨别神气的盛衰,并且还能了解客居在人体内的外邪往来出入的门户所在。要知道,没有看出疾病的性质,怎么能知道疾病的来源,而给以适当的治疗呢? 针刺微妙作用,在于正确使用疾徐的不同手法。粗率的医生只会依据症状而取用关节附近的若干与症状相对应的穴位来进行治疗,而高明的医生才会根据病人经络中气机的变化,而选取相应的穴位来进行治疗。经气的循行离不开穴位。腧穴所体现的经气虚实变化是清静微妙的。当邪势正盛的时候,切不可迎其势而用补法;而当邪气已去时,则不宜再用泻法去追泻邪气。知道气机变化之理的医生,谨守着气的往来之际,及时运用补泻之法,不能差之毫发;不懂得气机运行之理的人,到了应该补泻的时候而不能及时地运用手法,就好像是箭扣在弦上,应当发射而不发射一样。用针

灵枢

的人必须知道气机的往来运行变化,并相应地严格由气机运行来把握针刺的时间,只有这样才能取得良好的疗效。技术低下的医生对此昏昧无知,只有高明的医生才能明白这种妙处。什么是气的逆顺呢?气已去的,脉气虚而小,为逆;气已来的,脉气平而和,为顺。明白逆顺之理,就可以大胆地施行针法。根据经气的循行方向,朝着经气来的方向进针,和它的来势相逆,用泻法夺其有余,邪气怎么会不由实而虚呢?相应地,随着经气的去路进针,和它的去势相顺,用补法济其不足,正气怎么会不由虚转实呢?必须迎其邪而泻,随正气去而补,对于补泻手法,能用心体察,那么针刺之道,也就尽在其中了。

　　凡用针者,虚则实之,满则泄之,宛陈则除之①,邪胜则虚之。《大要》曰:徐而疾则实②,疾而徐则虚③。言实与虚,若有若无④。察后与先⑤,若存若亡⑥。为虚与实,若得若失⑦。虚实之要,九针最妙。补泻之时,以针为之。泻曰:必持内之,放而出之⑧,排阳得针⑨,邪气得泄。按而引针,是谓内温⑩,血不得散,气不得出也。补曰:随之,意若妄之⑪,若行若按⑫,如蚊虻止,如留如还,去如弦绝。令左属右⑬,其气故止,外门以闭,中气乃实。必无留血,急取诛之。持针之道,坚者为宝⑭,正指直刺,无针左右,神在秋毫,属意病者,审视血脉,刺之无殆。方刺之时,必在悬阳⑮,及与两卫⑯,神属勿去,知病存亡。血脉者,在腧横居,视之独澄⑰,切之独坚。

【注释】

①宛(yù)陈则除之:血瘀滞日久,当用泻血法。宛,通"蕴",积聚。

②徐而疾则实:进针慢,出针快的刺法,可使正气充实,属补法。

③疾而徐则虚:进针快,出针慢,使邪气随针外泄,属泻法。

④言实与虚,若有若无:所谓实与虚,是在针下得气后感觉到的,针下有气为实,无气为虚得气的时候,气的来去迅速飘疾,必须细心体察才能感觉到。

⑤察后与先:针刺后得气的或后或先。

⑥若存若亡:正气的虚实、邪气的存在或消亡。

⑦为虚与实,若得若失:形容针刺补泻手法的作用。实证,泻而取之,使患者若有所失;虚证,补而实之,使患者若有所得。

⑧放而出之:摇大针孔,使邪气随针外泄。

⑨排阳得针:通过针刺在属阳的体表部位打开一条出路,使邪气得以随针外泄。

⑩内温:血气怫郁在内。

⑪意若妄之:意念、手法轻松随意。

⑫行:行针导气。按:按穴下针。

⑬令左属右:右手出针,左手急按针孔。

⑭坚者为宝:针刺时要有力。

⑮悬阳:凡刺时必升举阳气为主,故曰"悬阳"。悬,举。阳,神气。

⑯两卫:卫气在阳,肌表之卫。脾气在阴,脏腑之卫。二者皆神气所居,不可伤犯。凡用针首应顾此。

⑰视之独澄:看得很透彻。

【译文】

一般针刺的原则是,正气虚用补法补益正气,邪气实用泻法以疏泄病邪,对于因血郁积日久而引起症状的,应当采用泻血法,以排除壅滞的病邪。古经《大要》说:徐缓进针而急速出针,急按针孔,使正气充实,不致外泄的为补法;急速进针而徐缓出针,能使邪气随针外泄,由盛而虚的为泻法。所谓实与虚,是在针下得气之后所感觉到的,针下有得气感为实,针下无气感为虚,不过得气的时候,气的来去迅速飙疾,必须细心体察才能感觉到。根据针刺后得气的或后或先,也可以体会出正气的虚实、邪气的存在或消亡,而予以相应的治疗。总的来说,对于正气虚的,要补之令其实,使他好像若有所得一样;对于邪气盛的,要泻之令其虚,使他好像若有所失一样。补虚泻实的要点,在于巧妙地使用九种不同的针具和手法。所谓泻法,须很快地持针刺入,得气后,摇大针孔,徐徐地出针,这样做主要是为了在属阳的体表部位,通过针刺打开一条出路,使邪气得以随针外泄。假如病症当用泻法,而反用按住针孔后出针的手法,就会使血气怫郁在内,这就是一般所说的内温,内温会造成瘀血不得泄散,邪气不得外出的后果。所谓补法,是随着经气将去的方向进针,以补其气,医者的意念、手法可轻松随意。在行针引气、按穴下针时,如蚊子用尖锐的嘴叮在皮肤

灵枢

上一样,似有似无。在留针与出针时,更要像蚊子叮完皮肤后,悄然飞去,而感觉上好像它仍旧停留在那里那样的轻妙。出针时,要像箭离弓弦一样快。右手出针,左手随即闭针孔,借以阻止中气外出,这就好像把在外面的门户关闭起来一样,如此,则中气自然就充实了。这种补正祛邪的疗法,应当防止留滞恶血之弊;假使在络脉上留有恶血,应当尽快采取刺络放血法将它除掉。持针的准则,以手下坚牢有力最重要。进针时用右手拇、食、中三指夹持针具,要直针而下,切不可偏左或偏右,行针者的精神要集中在针端,注意观察病人,仔细看清血脉,进针时避开它,这样,才不致发生不良的后果。开始进针的时候,一定要注意病人的精神状态及卫气、脾气的状况,则可知道病的存在或消失。至于血脉横结在经穴之间的病症,尤其容易看得清楚,而用手去按切时,由于外邪的结聚,有病的部位必然显得特别坚实。

九针之名,各不同形:一曰镵针①,长一寸六分;二曰员针,长一寸六分;三曰锓针②,长三寸半;四曰锋针,长一寸六分;五曰铍针③,长四寸,广二分半;六曰员利针,长一寸六分:七曰毫针,长三寸六分;八曰长针,长七寸;九曰大针,长四寸。镵针者,头大末锐,去泻阳气;员针者,针如卵形,揩摩分间,不得伤肌肉,以泻分气;锓针者,锋如黍粟之锐,主按脉勿陷,以致其气;锋针者,刃三隅,以发痼疾;铍针者,末如剑锋,以取大脓;员利针者,尖如氂④,且员且锐,中身微大,以取暴气;毫针者,尖如蚊虻喙,静以徐往,微以久留之而养,以取痛痹;长针者,锋利身长,可以取远痹;大针者,尖如梃⑤,其锋微员,以泻机关之水也。九针毕矣。

【注释】

①镵(chán)针:针形尖锐,名“镵针”。镵,锐。

②锓(dī)针:因其针形似箭而得名。

③铍(pī)针:针锋形如剑而得名。铍,两刃小刀。

④氂(máo):牦牛尾、马尾。

⑤尖如梃:针尖如折竹之锐。梃,专折竹梃。

【译文】

　　九针的名称和形状都各不相同：第一种叫镵针，长一寸六分；第二种叫员针，长一寸六分；第三种叫鍉针，长三寸五分；第四种叫锋针，长一寸六分；第五种叫铍针，长四寸，宽二分半；第六种叫员利针，长一寸六分；第七种叫毫针，长三寸六分；第八种叫长针，长七寸；第九种叫大针，长四寸。镵针，针头大而针尖锐利，适于浅刺，以泻除皮肤肌表的邪热；员针，针尖椭圆如卵形，用于按摩肌肉腠理，主治邪在分肉之间的疾患，使用时既不会损伤肌肉，又能疏泄腠理的邪气；鍉针，针尖像小米粒，圆而微尖，用于按摩经脉，流通气血，但不能深刺肌肉之内，否则反而伤正气；锋针，针锋锐利，三面有锋棱，用以治疗热毒痈疡或经络久痹的顽固性疾患；铍针，针尖像剑锋一样锐利，适用于痈疡等疾患，可做刺破排脓之用；员利针，针尖像马尾，圆且锐利，针身稍粗，用于治疗急性病；毫针，针尖纤细如蚊虻之喙，轻可用于静候气的徐缓到来；而其针身微细，适宜于持久留针，以扶养真气，同时还适宜于治疗痛痹；长针，针锋锐利，针身细薄，可以治疗久痹证；大针，针体如杖，粗而且巨，针尖略圆，可用来泻去关节积水。所有九针的情况，都尽在于此了。

　　夫气之在脉也，邪气在上；浊气在中，清气在下，故针陷脉则邪气出，针中脉则浊气出，针太深则邪气反沉，病益。故曰：皮肉筋脉，各有所处，病各有所宜，各不同形，各以任其所宜。无实无虚，损不足而益有余，是谓甚病，病益甚。取五脉者死，取三脉者恇。夺阴者死，夺阳者狂。针害毕矣。刺之而气不至，无问其数；刺之而气至，乃去之，勿复针。针各有所宜，各不同形，各任其所为。刺之要，气至而有效，效之信，若风之吹云，明乎若见苍天。刺之道毕矣。

【译文】

　　到邪气侵犯经脉引起疾病的情况，一般是，贼风邪气由头部侵入；由饮食不节所致的浊气，往往滞留在肠胃，清冷寒湿之邪，大多从足部侵入，因此针刺部位也就不同了，针刺上部取筋骨陷中的各经腧穴，则能使贼风邪气随针而出；刺阳明之脉，可以排除滞留在肠胃中的浊气；病在浅表而针刺太深，会引邪入里，加重病势。所以说，皮、肉、筋、脉各有一定的部位，每种病也各有与之相适应的治疗方法，情况不同，就应该根据病情适当选用。实证不能用补法，虚证不可以用泻法，如果正气不足的反用了泻法，或是邪气有余的反用了补法，就会使病情更趋严重，这就是所谓的病上加病。病情重的病人，误泻五脏腧穴，会造成死亡；而如果误泻了六腑阳经的经气，就使病人形体衰败，难以恢复。总之，误泻阴经，使脏气耗竭，就会导致死亡；误泻阳经，损耗阳气，就会使人发狂。这些都是误用补泻的害处。进针之后，需要候气，如进针后尚未得气，应当继续施行手法，不拘泥于次数的多少，总以达到"气至"为度；如果针已得气，就可以出针，不须再行针刺和留针了。九针各有不同的适应证，针形也不一样，在使用时，要根据病情分别选用。总之，针刺的要领，在于得气，针下得气，有了"气至"的感觉就表明有了疗效，疗效确切的，就像风吹云散后可以看到明朗的天空一样。这些都是针刺的道理。

黄帝曰：愿闻五脏六腑所出之处。

岐伯曰：五脏五腧，五五二十五腧；六腑六腧，六六三十六腧。经脉十二，络脉十五。凡二十七气，以上下。所出为井，所溜为荥，所注为输[1]，所行为经，所入为合。二十七气所行，皆在五腧也。节之交，三百六十五会。知其要者，一言而终；不知其要，流散无穷。所言节者，神气之所游行出入也，非皮肉筋骨也。

【注释】

[1] 输：《类经》："输、腧、俞，本经皆通用。"

【译文】

黄帝说：我愿请教脏腑脉气所出之处的情况。

岐伯说：五脏各有其自己的经脉，每条经脉各有井、荥、输、经、合五个腧穴，五五共二十五个腧穴；六腑也各有其自己的经脉，每条经脉各有井、荥、输、原、经、合六个腧穴，六六共三十六个腧穴，人体共有十二经脉、十五条络脉，合起来共有二十七条经络，这二十七脉之气循行周身。脉气所发出的地方,如同泉水的源头,称作井;脉气所流过的地方,像刚涌出泉眼的微小水流,称作荥;脉气所灌注的地方,像水流渐渐汇聚输注于深处一样,叫作输;脉气所行走的地方,像大的水流迅速流过一样,叫作经;脉气所进入的地方,如同百川的汇合入海,叫作合。十二经脉合十五络脉的二十七气流注运行都在这五腧之中,昼夜不息。周身关节空隙的交通之处,共有三百六十五个腧穴。如果掌握了它的特点,懂得了其中的要领,那么一句话就可以将它说得明白,如果不懂得其中的要领,就会感到散漫而没有体系,而对这么多腧穴也就无法完全了解。这里所说的"节",指的是神气运行活动、出入内外的处所,着重于内部功能的反映,不是指皮肉筋骨。

睹其色,察其目,知其散复;一其形,听其动静,知其邪正。右主推之,左持而御之,气至而去之。凡将用针,必先诊脉,视气之剧易,乃可以治也。五脏之气已绝于内,而用针者反实其外,是谓重竭。重竭必死,其死也静。治之者辄反其气,取腋与膺。五脏之气已绝于外,而用针者反实其内,是谓逆厥。逆厥则必死,其死也躁。治之者反取四末。刺之害,中而不去,则精泄;不中而去,则致气。精泄则病益甚而恇,致气则生为痈疡。

【译文】

在针刺治疗时,注意观察患者的气色和眼神,以了解病人的精神及正气是处于涣散状态还是有所恢复;然后要力求使所诊知的疾病内在变化与反映在形体上的病象相一致;同时还要通过诊脉,从脉象的动静辨明邪正的盛衰情况。在进针时,右手推而进针,左手以两指夹持住针身,防止其倾斜和弯曲。针刺入后,等到针下得气,就可出针了。凡是将用针刺进行治疗之前,必须先诊察脉象,只有根据脉气所呈现出的病情轻重情况,才可以制定相应的治疗措施。如五脏之气已虚绝于内,属阴虚证,而用反针补在外的阳经,则阳愈盛而阴愈虚,虚上加虚,叫"重竭"。脏气重竭的病人必死,死前的表现安静。这是因为医生违反了脏气阴虚理应补脏的原则,而误泻了腋下和胸前的脏气所出之腧穴,促使脏气愈趋虚竭所致。五脏之气已虚于外的病人,属阳虚,而反用针补在内阴经,阴愈盛而阳愈虚，这就形成了阴阳气不相顺接的病变，引起四肢厥冷，叫"逆厥"。厥证的病人也必死。因为是五脏之气有余，所以病者在临死前的表现是烦躁的。这是由于误取四肢末端穴位，违反了阳气已虚理应补阳的原则，反而误泻四肢末梢的穴位，促使阳气愈趋虚竭所致。凡针刺用泻法的，已刺中了病邪的要害，而不出针就会耗伤精气；刺中了要害，但未经运用适当的针刺手法，就立即出针的，就会使邪气留滞，进而郁壅。如果出针太迟，损耗了精气，病情就会加重，甚至使形体衰败。如果出针太快，邪气留滞于气分，就会使肌肤上发生痈疡。

五脏有六腑，六腑有十二原，十二原出于四关，四关主治五脏。五脏有疾，当取之十二原。十二原者，五脏之所以禀三百六十五节之会也。五脏有疾也，应出十二原，而原各有所出，明知其原，睹其应，而知五脏之害矣。

【译文】

五脏有在外的六腑相应，互为表里，六腑与五脏之气相应的还有十二个原穴，十二个原穴的经气输注之源，多出自两肘两膝以下的四肢关节部位，四关原穴主治五脏的病变。所以五脏的疾病，都应当取用十二个原穴来治疗。因为十二原穴，是全身三百六十五节禀受五脏的气化与营养而精气注于体表的部位。因此五脏有了病变，就反映到十二原穴的部位上，而十二原穴也各有所属的脏腑，由其各自穴位上所反映出的现象，就可以了解相应脏腑的受病情况了。

阳中之少阴，肺也，其原出于太渊，太渊二。阳中之太阳，心也，其原出于大陵，大陵二。阴中之少阳，肝也，其原出于太冲，大冲二。阴中之至阴，脾也，其原出于太白，太白二。阴中之太阴，肾也，其原出于太溪，太溪二。膏之原，出于鸠尾，鸠尾一。肓之原，出于脖胦①，脖胦一。凡此十二原者，主治五脏六腑之有疾者也。胀取三阳，飧泄取三阴。

①脖胦(yāng):气海穴,属于任脉。

【译文】

　　五脏中的心肺二脏,位于胸膈以上,上为阳,其中又有阴阳的分别。阳中的少阴是肺脏,它的原穴是太渊,太渊共有左右二穴。阳中的太阳是心脏,它的原穴是大陵,大陵共左右二穴。五脏中的肝、脾、肾三脏,都位于胸膈以下,下为阴,其中再分出阴阳。阴中的少阳是肝脏,它的原穴是太冲,太冲左右共二穴。阴中的至阴是脾脏,它的原穴是太白,太白共左右二穴。阴中的太阴是肾脏,它的原穴是太溪,太溪共左右二穴。在胸腹部脏器附近,还有膏和肓的两个原穴。膏的原穴,是鸠尾,属任脉,只有一穴。肓的原穴是气海,属任脉,也只有一。以上五脏共十穴,加上膏和肓的各一穴,共计十二原穴,都是脏腑经络之气输注于体表的部位,可以用它们来主治五脏六腑的各种疾患。大凡患腹胀病的,当取用足三阳经,即取足太阳膀胱经、足阳明胃经、足少阳胆经的穴位进行治疗。凡患完谷不化的泄泻证的,当取用足三阴经,即在足太阴脾经、足少阴肾经、足厥阴肝经的穴位进行治疗。

　　今夫五脏之有疾也,譬犹刺也,犹污也,犹结也,犹闭也。刺虽久,犹可拔也;污虽久,犹可雪也;结虽久,犹可解也;闭虽久,犹可决也。或言久疾之不可取者,非其说也。夫善用针者,取其疾也,犹拔刺也,犹雪污也,犹解结也,犹决闭也。疾虽久,犹可毕也。言不可治者,未得其术也。

【译文】

　　现在五脏有病,就好比皮肉被扎了刺,物体被污染,绳子上打了结扣,河道中发生了淤塞一样。虽然刺扎得日子久了,但是还可以拔掉;污染的日子虽久,还可以洗掉它;结拴了很久,仍可以解开它;河道淤塞时间虽然长,但仍可以疏通。有人认为久病是不能治疗的,这样的说法不对。善于用针的医生,治疗疾病就像拔刺、滌污、解绳结、疏通河道一样。疾病的时间虽然长,都是可以治愈的。说久病不能救治的人,那是因为他没有掌握好针灸的治疗技术。

刺诸热者,如以手探汤;刺寒清者,如人不欲行。阴有阳疾者,取之下陵三里①。正往无殆,气下乃止,不下复始也。疾高而内者,取之阴之陵泉;疾高而外者,取之阳之陵泉也。

【注释】

①下陵三里:足三里穴。

【译文】

针刺治疗各种热病,应当用浅刺法,手法轻而且捷,就好像用手去试探沸腾的汤水一样,一触即还;针刺治疗寒冷病和肢体清冷的病症,适宜用深刺留针法,静待气至,就好像旅人留恋着家乡不愿出行一样。在内的阴分为阳邪侵入而有热象的,应当取用足阳明胃经的足三里穴进行治疗,要正确地去进行治疗,不要松懈疏忽,直到气至而邪气下退,方可停针;,如果邪气不退,还应持续治疗。如症候出现在上部,且属于在内的脏病,就可以取用足太阴脾经的阴陵泉穴进行治疗;如果症候出现在上部,而属于在外的腑病,则应该取用足少阳胆经的阳陵泉穴进行治疗。

本神

黄帝问于岐伯曰:凡刺之法,先必本于神。血、脉、营、气、精、神,此五脏之所藏也。至其淫泆离脏则精失①,魂魄飞扬②,志意恍乱,智虑去身者,何因而然乎? 天之罪与? 人之过乎? 何谓德、气、生、精、神、魂、魄、心、意、志、思、智、虑? 请问其故。

岐伯答曰:天之在我者,德也;地之在我者,气也。德流气薄而生者也③。故生之来谓之精,两精相搏谓之神④,随神往来者谓之魂,并精而出入者谓之魄,所以任物者谓之心⑤,心之所忆谓之意,意之所存谓之志,因志而存变谓之思,因思而远慕谓之虑,因虑而处物谓之智。

①淫泆(yì):过度放纵七情。

②魂魄:精气散失,魂魄飞荡飘扬。

③德流气薄:在天之气下流与在地之气交迫。薄,迫近,附着。

④两精相搏:阴阳两精相互结合。

⑤任:主持,负担。

【译文】

黄帝问岐伯说:凡是使用针刺的治疗方法,首先都必须以病人的精神活动情况作为诊治的依据。因为血、脉、营、气、精、神,这些都是由五脏所藏的用以维持生命活动的物质基础和动力,但其中以神的作用最为重要。若是过度放纵七情而使神气从五脏离散,就会使五脏的精气散失,魂魄飞荡飘扬,意志恍惚迷乱,并丧失智慧和思考能力,然而,是什么原因导致这样的病症产生的呢?是上天的惩罚,还是人为的过失呢?还有,什么叫作德气生精、神、魂、魄、心、意、志、思、智、虑,其中的过程是怎样的?请问其中的缘故。

岐伯回答说:天所赋予我们的是生化之机,地赋予我们的是长养之气,地之长养之气随天之生化之机而动,阴阳之气上下相结合,才使万物化生而成形。所以,基于阴阳两气相交而产生的生命的原始物质,叫作精;阴阳两精相结合而形成的生命活力,叫作神;随着气往来存在的精神活动,叫作魂;依傍着精气的出入流动而产生的神气功能,叫作魄;能够使人主动地去认识客观事物的主观意识,叫作心;心里有所记忆并进一步形成欲念的过程,叫作意;欲念已经存留并决心贯彻的过程叫作志;为了实现志向而反复考虑应该做些什么的过程,叫作思;因思考而预见后果的过程,叫作虑;因深谋远虑而有所抉择以巧妙地处理事务的过程,叫作智。

故智者之养生也,必顺四时而适寒暑,和喜怒而安居处,节阴阳而调刚柔,如是则僻邪不至,长生久视。

【译文】

所以明智之人的养生方法,必定顺着四季的时令来适应寒暑的气候,

灵枢

不过于喜怒，并能良好地适应周围的环境；节制房事，并调和刚柔。像这样，就能使病邪无从侵袭，从而延长生命，不易衰老。

是故怵惕思虑者则伤神，神伤则恐惧，流淫而不止。因悲哀动中者，竭绝而失生。喜乐者，神惮散而不藏。愁忧者，气闭塞而不行。盛怒者，迷惑而不治。恐惧者，神荡惮而不收。

【译文】

所以怵惧、惊惕、思考、焦虑太过，就会损伤心神，神气被伤，就会时常使人产生惊恐畏惧的情绪，并使五脏的精气流散不止。因悲哀过度伤了内脏，就会使人气机竭绝而丧失生命。喜乐过度的，神气就会消耗涣散而不得藏蓄。愁忧过度的，就会使上焦的气机闭塞不能流畅。大怒的，就会使神志昏乱惶惑而不能正常运行。恐惧过度的，就会使神气流荡耗散而不能收敛。

心，怵惕思虑则伤神，神伤则恐惧自失，破䐃脱肉，毛悴色夭，死于冬。

【译文】

心藏神，恐惧、惊惕、思考、焦虑太过，就会伤神。神被伤，就会使人感到恐慌畏惧而失去主宰自身的能力，并出现膝髀等处高起的肌肉陷败，遍体的肌肉消瘦等症状；再进一步发展，到了毛发憔悴凋零，皮色枯槁无华的程度，就会在冬季水旺的时候受克而死亡。

脾，愁忧不解则伤意，意伤则悗乱①，四肢不举，毛悴色夭，死于春。

【注释】

①悗(mán)：胸膈苦闷。

【译文】

脾藏意,忧愁太过且长期不能解除,就会伤意。意被伤,就会使人感到心胸苦闷烦乱,并出现手足举动无力等症状;再进一步发展,到了毛发憔悴凋零,皮色枯槁无华的程度,就会在春季木旺的时候受克而死亡。

肝,悲哀动中则伤魂,魂伤则狂忘不精,不精则不正,当人阴缩而挛筋,两肋骨不举,毛悴色夭,死于秋。

【译文】

肝藏魂,悲哀太过而影响到内脏,就会伤魂。魂被伤,就会使人癫狂迷忘而不能清楚地认识周围环境,意识不清就会表现出异于常人的言行;此外,还会出现阴器萎缩,筋脉挛急,两胁肋处活动不利等症状;再进一步发展,到了毛发憔悴凋零,皮色枯槁无华的程度,就会在秋季金旺的时候死亡。

肺,喜乐无极则伤魄,魄伤则狂,狂者意不存人,皮革焦,毛悴色夭,死于夏。

【译文】

肺藏魄,喜乐太过而没有限制,就会伤魄。魄被伤,就会使人神乱发狂,发狂的人意识丧失,旁若无人;此外,还会出现皮肤枯焦等症状;再进一步发展,到了毛发憔悴凋零,皮色枯槁无华的程度,就会在夏季火旺的时候受克而死亡。

肾,盛怒而不止则伤志,志伤则喜忘其前言,腰脊不可以俯仰屈伸,毛悴色夭,死于季夏。

【译文】

肾藏志,大怒太过而不能自止,就会伤志。志被伤,就会使人记忆力衰退,时常会忘记以前所说过的话;此外,还会出现腰脊转动困难,不能随

灵枢

意俯仰屈伸等症状;再进一步发展,到了毛发憔悴凋零,皮色枯槁无华的程度,就会在季夏土旺的时候受克而死亡。

恐惧而不解则伤精,精伤则骨痠痿厥,精时自下。是故五脏主藏精者也,不可伤,伤则失守而阴虚,阴虚则无气,无气则死矣。是故用针者,察观病人之态,以知精神魂魄之存亡,得失之意,五者以伤,针不可以治之也。

【译文】
恐惧太过且长期不能解除,就会伤精。精被伤,就会出现骨节酸痛、痿软无力而厥冷,时常遗精滑泄等症状。综上所述,五脏是主藏精气的,所以每一脏的功能都不能受到损伤;倘若五脏的功能受到了损伤,就会使五脏精气失守,流散耗伤而形成阴虚,阴虚就无法化生阳气,没有阳气及其气化作用,就不能吸收和转输营养,而生命也就停止了。所以运用针刺治疗疾病的医者,必定要观察病人的全身状况和表情神态,以了解病人之精、神、魂、魄的存亡得失情况,如果五脏精气都已经损伤,就不可以再妄用针刺治疗了。

肝藏血,血舍魂①。肝气虚则恐,实则怒。脾藏营,营舍意。脾气虚则四肢不用,五脏不安,实则腹胀,经溲不利②。心藏脉,脉舍神。心气虚则悲,实则笑不休。肺藏气,气舍魄。肺气虚,则鼻塞不利,少气;实则喘喝,胸盈仰息。肾藏精,精舍志,肾气虚则厥,实则胀,五脏不安。必审五脏之病形,以知其气之虚实,谨而调之也。

【注释】
①血舍魂:精神意识的魂就寄附在肝血之中。
②经溲不利:指大小便不利。

【译文】
肝贮藏血液,精神意识的魂就寄附在肝血之中。肝气虚,肝血不足,就会使人产生恐惧;肝气盛,就会使人变得容易发怒。脾贮藏营气,属于精神活动之一的意就寄附在营气之中。脾气虚弱,就会使四肢运动不灵,五脏不能安和;脾气壅滞,就会出现腹部胀满,大小便不利。心藏神主宰着人体周身血脉的运行,代表一切思维活动的神就寄附在血脉之中。心气虚弱,会使人产生悲伤;心气盛,就会使人大笑而不止。肺藏气,器官活动功能的魄就寄附在真气之中。肺气虚,就会使人感到鼻塞,呼吸不利而气短;肺气壅逆,就会出现气粗喘喝,胸部胀满,甚至仰面而喘。肾藏精,属于精神活动之一的志就寄附在肾精之中。肾气虚,就会出现手足厥冷,肾气壅滞,就会出现下腹胀满等症状,并使五脏不能安和。所以在进行治疗的时候,必须首先审察五脏疾患的症状表现,以了解各脏脏气的虚实,然后再根据病情慎重地加以调理,才能获得良好的疗效。

终始

凡刺之道,毕于《终始》。明知终始,五脏为纪,阴阳定矣。阴者主脏,阳者主腑。阳受气于四末,阴受气于五脏。故泻者迎之,补者随之。知迎知随,气可令和。和气之方,必通阴阳。五脏为阴,六腑为阳。传之后世,以血为盟。敬之者昌,慢之者亡。无道行私,必得天殃。

【译文】

大凡针刺的理论和方法,都在《终始》篇中有了详尽而明了的阐述。明确掌握了终始篇的内容和含义,再以五脏为纲纪,就可以确定阴经阳经的关系。手足三阴经与五脏相通,手足三阳经与六腑相通。阳经所禀受的脉气来自四肢末梢,阴经所禀受的脉气来自五脏。所以泻法是迎着脉气的来向而进针,以夺其势,补法是随着脉气的去向而进针,以充其势。懂得迎随补泻的方法,就可以使脉气调和。但是调和脉气的关键,就必定要明白阴阳的规律。比如五脏在内为阴,六腑在外为阳等。要将这种理论流传于后世,就必须严肃认真地对待,学习者也必须歃血盟誓,郑重地去对待它,痛下决心去钻研它,唯有如此,才能使它发扬光大。如果不遵

灵枢

循这些理论所提出的原则，自以为是，一意孤行，就必将危害患者的生命，而造成严重的后果。

谨奉天道，请言终始！终始者，经脉为纪。持其脉口人迎，以知阴阳，有余不足，平与不平。天道毕矣。所谓平人者不病。不病者，脉口人迎应四时也，上下相应而俱往来也，六经之脉不结动也，本末之寒温之相守司也，形肉血气必相称也。是谓平人。少气者，脉口人迎俱少而不称尺寸也。如是者，则阴阳俱不足。补阳则阴竭，泻阴则阳脱。如是者，可将以甘药，不可饮以至剂。如是者，弗灸。不已者，因而泻之，则五脏气坏矣。

【译文】

世间万事万物的变化都遵循天地阴阳变化规律，现在，就让我谈谈终始的意义吧！所谓终始，是以人体十二经脉为纲纪，从切脉口、人迎两部的脉象，来了解五脏六腑之阴阳有余或是不足的内在变化，以及人体之阴阳平衡或是失衡的状况。这样，自然界反映于人体的变化规律也就基本上能被掌握了。所谓平人，就是没有得病的正常人，无病患的人的脉口和人迎的脉象都是与四季的阴阳盛衰相应的；其脉气也是上下呼应而往来不息的；其手足六经的脉搏，既没有结涩不足，也没有动疾有余等病象；其属于本的内在脏气与属于末的外在肌肤，都能在寒温之性上保持协调一致；形肉和血气也能够均衡相称。这样的人就被称作"平人"。气虚的病人，脉口、人迎的脉象都会出现虚弱无力，且脉搏的长度也达不到应有的尺寸。倘若出现这种情况，就说明患者的阴阳都已不足。如果补阳就会使阴气衰竭，如果泻阴就会使阳气亡脱。对于这种情况，只能用甘温的药物来调和它，而不能用大补大泻的汤剂去进行治疗。这种病症也不能施行灸法。误用灸法就会耗竭真阴。倘若因为病患日久不愈，就改用泻法，那么就会使五脏的精气受到损坏。

人迎一盛①，病在足少阳；一盛而躁，病在手少阳。人迎二盛，病在足太阳；二盛而躁，病在手太阳。人迎三盛，病在足阳明；三盛而躁,病在手阳明。人迎四盛,且大且数,名曰溢阳②,溢阳为外格③。脉口一盛,病在足厥阴;一盛而躁,在手心主。脉口二盛,病在足少阴;二盛而躁,在手少阴。脉口三盛,病在足太阴;三盛而躁,在手太阴。脉口四盛,且大且数者,名曰溢阴④,溢阴为内关。内关不通,死不治。人迎与太阴脉口俱盛四倍以上,命名关格⑤。关格者,与之短期。

【注释】

①人迎一盛:人迎脉大于寸口脉一倍。下文二盛、三盛、四盛,就是大二倍、三倍、四倍。"脉口一盛、二盛、三盛、四盛",与上文同义。

②溢阳:六阳经的脉气偏盛到了极点而盈溢于外。

③外格:阳气偏盛至极格拒阴气而使之不能外达。

④溢阴:六阴经的脉气偏盛到了极点而盈溢于内。

⑤关格:阴气偏盛至极使阳气不能内入,出现阴气不能与阳气相交。

【译文】

人迎脉大于寸口一倍的,病在足少阳胆经;大一倍且兼有躁动,是病在手少阳三焦经。人迎脉大于寸口二倍的,病在足太阳膀胱经;大二倍且兼有躁动,病在手太阳小肠经。人迎脉大于寸口三倍,病在足阳明胃经;大三倍且兼有躁动,病在手阳明大肠经。人迎脉大于寸口四倍,其脉象大且快,叫"溢阳",溢阳是六阳经的脉气偏盛到了极点而盈溢于外的表现,格拒六阴在外,由于阳气偏盛至极,就会格拒阴气而使之不能外达,以致出现阳气不能与阴气相交的情况,叫"外格"。寸口脉大于人迎一倍的,病在足厥阴肝经;大一倍且兼有躁动,病在手厥阴心包络经。寸口脉象大于人迎两倍的,病在足少阴肾经;大二倍且兼有躁动,是病在手少阴心经。寸口脉大于人迎三倍的,病在足太阴脾经;大三倍且兼有躁动,是病在手太阴肺经。寸口脉大于人迎四倍且脉象大而快的,名叫"溢阴"。溢阴是六阴经的脉气偏盛到了极点而盈溢于内的表现,出现溢阴时,由于阴气偏盛至极,就会使阳气不能内入,而出现阴气不能与阳气相交的情况,所以此时的情形就称为"内关"。出现内关,就说明阴阳表里已隔绝不通,这是难以治疗的死证。人迎处与手太阴经所属的寸口处所出现的脉象都大于平常脉象四倍以上的,是阴阳两气都偏盛到了极点以致阴阳隔绝相互格拒的表现,名叫"关格"。出现关格则可以断定患者将在短期内死亡。

人迎一盛,泻足少阳而补足厥阴,二泻一补,日一取之,必切而验之,疏取之上,气和乃止。人迎二盛,泻足太阳,补足少阴,二泻一补,二日一取之,必切而验之,疏取之上,气和乃止。人迎三盛,泻足阳明而补足太阴,二泻一补,日二取之,必切而验之,疏取之上,气和乃止。脉口一盛,泻足厥阴而补足少阳,二补一泻,日一取之,必切而验之,疏而取之上,气和乃止。脉口二盛,泻足少阴而补足太阳,二补一泻,二日一取之,必切而验之,疏取之上,气和乃止。脉口三盛,泻足太阴而补足阳明,二补一泻,日二取之,必切而验之,疏而取之上,气和乃止。所以日二取之者,太阴主胃,大富于谷气,故可日二取之也。人迎与脉口俱盛三倍以上,命曰阴阳俱溢,如是者不开,则血脉闭塞,气无所行,流淫于中,五脏内伤。如此者,因而灸之,则变易而为他病矣。

【译文】

人迎脉大于寸口一倍的,是病在足少阳胆经,治之当泻足少阳胆经,而补足厥阴肝经,取两个用泻法的穴位,同时再取一个用补法的穴位,每天针刺一次,在治疗的同时还必须按切人迎与寸口的脉象以测验病势的进退,疗效的有无,疏取肝胆两经上之穴位,等脉气平和,针刺才能停。人迎脉大于寸口两倍的,是病在足太阳膀胱经,治之当泻足太阳膀胱经,而补足少阴肾经,取两个用泻法的穴位,同时再取一个用补法的穴位,每两天针刺一次,必须切脉以验其偏盛的情况以测验病势的进退,疏取肾与膀胱两经上之穴位,等到脉气平和为止。人迎脉大于寸口三倍的,是病在足阳明胃经,治之当泻足阳明胃经,而补足太阴脾经,取两个用泻法的穴位,同时再取一个用补法的穴位,每天针刺两次,必须切脉以验其偏盛的情况,疗效的有无,疏取脾胃两经上之穴位,等到脉气平和为止。寸口脉大于人迎一倍的,是病在足厥阴肝经,治之当泻足厥阴肝经,而补足少阳胆经,取两个补法的穴位,同时再取一个泻法的穴位,每天针刺一次,必须切脉以验其偏盛的情况,疗效的有无,疏取肝胆两经上之穴位,等到脉气平和为止。寸口脉大于人迎两倍的,是病在足少阴肾经,治之当泻足少阴肾经,而补足太阳膀胱经,取两个补法的穴位,同时再取一个泻法的穴位,每两天针刺一次,必须切脉以验其偏盛的情况,疗效的有无,疏取肾与膀胱两经上之穴位,等到脉气平和为止。寸口脉大于人迎三倍的,是病在足太阴脾经,针刺当泻足太阴脾经,而补足阳明胃经,取两个补法的穴位,同时再取一个泻法的穴位,每天可针刺两次,必须切脉以验其偏盛的情况,疗效的有无,疏取脾胃两经上之穴位,等到脉气平和为止。之所以每天进行两次针刺治疗,是因为足太阴脾与足阳明胃的脉气都来源于位居中焦而主水谷之消化与吸收的胃,其所受纳的水谷精微之气最为丰富,而其脉气也最为充盛;因此可以每天针治两次。人迎与寸口的脉象都比平常的脉象大三倍以上,是阴阳两气都偏盛至极而盈溢于脏腑的表现,叫作"阴阳俱溢",出现这样的病症,就会内外不能开通,内外不能相通,就会使血脉闭塞,气机不通,真气无处可行而流溢于内,并内伤五脏。像这种情况,若妄用灸法,就会使病机转化而形成其他的疾患。

凡刺之道,气调而止。补阴泻阳,音气益彰,耳目聪明。反此者,血气不行。

【译文】

大凡针刺的原则,都是以使阴阳之气调和为最终目的,阴阳之气调和了就要停针,不能太过。要注意补其内在的正气,泻其外来的邪气,这样才能使语音清朗,耳聪目明的效果。相反,就会使血气不能正常运行。

所谓气至而有效者,泻则益虚。虚者,脉大如其故而不坚也。坚如其故者,适虽言快,病未去也。补则益实。实者,脉大如其故而益坚也。夫如其故而不坚者,适虽言快,病未去也。故补则实,泻则虚。痛虽不随针,病必衰去。必先通十二经脉之所生病,而后可得传于终始矣。故阴阳不相移,虚实不相倾,取之其经。

灵枢

103

治疗实证时,在针下气至而获得疗效的时候,此时如果再用泻法去泻其病气,就会由实转虚。此时的脉象仍旧和患病时的脉象一样大,却不坚实。如果脉象用了泻法照旧坚实,即便患者说一时觉得舒服,其实病情也还未完全除去。治疗虚证时,在针下产生了感应而说明针刺已经有了疗效的时候,此时如果再用补法去补其正气,就会由虚转实。此时的脉象仍旧大些,但却更坚实了。倘若用了补法之后脉象虽大却照旧并不坚实,即便患者说觉得舒服,其实他的病患也还未完全除去。所以能准确地运用补法,就必定能使正气充实;能准确地运用泻法,就必定能使病邪衰退。即使病痛在当时不随着针立即消除,但病势必定减轻乃至痊愈的。要取得这样满意的效果,就必须先明白十二经脉的理论与各种疾病的关系,然后才得到《终始》篇的精义。阴经和阳经对应的关系是不会互相改变的,虚证和实证也是不会错乱的,由此,针治疾病,就要取其所属的经脉上的腧穴来进行治疗,就可以了。

凡刺之属,三刺至谷气①。邪僻妄合②,阴阳易居。逆顺相反,沉浮异处③。四时不得④,稽留淫泆。须针而去。故一刺则阳邪出,再刺则阴邪出,三刺则谷气至,谷气至而止。所谓谷气至者,已补而实,已泻而虚,故以知谷气至也。邪气独去者,阴与阳未能调,而病知愈也。故曰补则实,泻则虚。痛虽不随针,病必衰去矣。

【注释】

①三刺:由浅至深地分三个步骤进行针刺。

②邪僻妄合:邪僻不正之气与体内之气血相合。

③四时不得:脉气与四时不能顺应。张志聪:"四时不得者,不得其升降浮沉也。"

【译文】

大凡针刺的治疗,应该采用三刺法,即由浅至深地分三个步骤进行针刺,使正气徐徐而来。如果出现邪僻不正之气与血气混合而为患,使阴阳失其常位而逆乱。或是应该居于内的阴僭越于外,而应该居于外的阳反沉陷于内,以致内外阴阳错乱;或是上下运行的气血,应该逆行的反而顺行,应该顺行的反而逆行,以致气血运行失常;或是经络之气运行部位的深浅发生了改变,以致内外经气各失其位,相杂而行;或是脉气与四时不相应合,或是患者血气留滞,或血气妄行。所有这些病变,都应用针刺去治疗。运用"三刺法"时,初刺是将针刺入皮肤的浅表部位使阳分的病邪排出,再刺是将针刺到较深的部位使阴分的病邪排出,三刺是将针刺到更深的部位使正气徐徐而来,这时就可以出针了。所谓"谷气至"的情形,就是指已经用了补法,就会出现正气充实的表现;已经用了泻法,就会出现病邪衰退的表现。从这些表现医者就知道谷气已至。倘若经过针刺而能使病邪得以排除,则即便此时阴与阳之间的血气还没有调和,但是也能知道病要痊愈了。所以说,能准确地施用补法,而能使正气充实,能准确地施用泻法,而能使邪气衰退。这样,即使病痛虽未能随针立即消除,但其病情必会减轻。

阴盛而阳虚,先补其阳,后泻其阴而和之。阴虚而阳盛,先补其阴,后泻其阳而和之。

【译文】

阴经邪气盛而阳经正气虚的,治疗时应先补阳经正气,然后泻阴经邪气,才能调和这种阴盛阳虚的病变。阴经正气虚而阳经邪气盛的,治疗时应先补阴经正气,后泻阳经邪气,才能调和这种阴虚阳盛的病变。

三脉动于足大指之间①,必审其实虚。虚而泻之,是谓重虚。重虚,病益甚。凡刺此者,以指按之。脉动而实且疾者则泻之,虚而徐者则补之。反此者,病益甚。其动也,阳明在上,厥阴在中,少阴在下。膺腧中膺,背腧中背。肩膊虚者,取之上。重舌②,刺舌柱以铍针也③。手屈而不伸者,其病在筋;伸而不屈者,其病在骨。在骨守骨,在筋守筋。

【注释】

①三脉:足阳明胃经、足厥阴肝经和足少阴肾经。马元台:"阳明动于

大指次指之间,凡厉兑、陷谷、冲阳、解溪,皆在足跗上也。厥阴动于大指
次指之间,正以大敦、行间、太冲、中封,在足跗内也。少阴则动于足心,其
穴涌泉,乃足跗之下也。”

②重舌:舌下血脉膨胀,形如小舌,好像两舌相重,故称“重舌”。

③舌柱:舌下的大筋,像柱子一样,故称“舌柱”。

【译文】

足阳明胃经、足厥阴肝经、足少阴肾经三条经脉的病变,都可以由其
各自所属的在足大趾附近的动脉搏动情况反映出来,针刺时,必须审察它
是属于实证还是虚证。假如属于虚证而误用了泻法,致使患者虚上加虚
的,叫重虚。虚而更虚,病情就更加严重。因此,凡是针刺这三条经脉的
病症时,都应该用手指去按动脉,如果脉的搏动实而快的就应当立即用泻
法,如果脉的搏动虚而缓的就应当立即用补法。倘若误用了与此相反的
针法,,就会使病情加重。这三条经脉各自所属之动脉各有其不同的搏动
部位足阳明胃经的在足跗之上(冲阳脉),足厥阴肝经的在足跗之内(太
冲脉),足少阴肾经的在足跗之下(太溪脉)。阴经的循行经过膺部(胸之
两侧),膺俞是分布在胸部两旁的腧穴,用之可以治疗症状出现于膺部的、
属于阴经的病变。阳经的循行经过背部,背俞是分布在背部的腧穴,用之
可以治疗症状出现于背部的、属于阳经的病变。当肩膊部出现酸胀麻木
等属虚的症状时,可以取用循行经过肩膊部的上肢经脉所属之腧穴来进
行治疗。对于重舌病,应当用铍针,刺舌下的大筋,并排出恶血。手指弯
曲而不能伸直的,它的病在筋;手指伸直了而不能弯曲,它的病位在骨。
病在骨,就应当治骨,而不可误治于筋;病在筋,就应当治筋,而不可误治
于骨。

泻一方实,深取之,稀按其痏①,以极出其邪气;补一方虚,浅刺
之,以养其脉,疾按其痏②,无使邪气得入。邪气来也紧而疾,谷气
来也徐而和。脉实者,深刺之,以泄其气;脉虚者,浅刺之,使精气
无得出,以养其脉,独出其邪气。刺诸痛者,其脉皆实。

【注释】

①稀按其痏(wěi):痏,针孔。杨上善:“希,迟也。迟按针伤之处,使

气泄也。"

②疾按其痏:急速地按闭针孔。杨上善:"按针伤之处,急关其门,使邪气不入,正气不出也。"

【译文】

针刺时,施用补法还是泻法,都必须根据脉象的虚实来确定。脉象坚实有力的,治疗时,就应当用深刺的方法去针刺,出针后不要立即按闭针孔,以尽量泄去邪气;脉象虚弱无力的,治疗时,就应当用浅刺的方法去针刺,出针后急按针孔,不使邪气侵入。邪气侵袭,脉象的表现是坚紧而疾速的;谷气到来,脉象的表现是徐缓而平和的。所以,脉象坚实的,应当深刺,以外泄邪气;脉气虚弱的,应当浅刺,以不外泄精气,脉气得以滋养,而仅将邪气排出。针刺治疗各种疼痛的病症,都应当采用泻法,因为它们的脉象表现都是坚实的。

故曰:从腰以上者,手太阴阳明皆主之;从腰以下者,足太阴阳明皆主之。病在上者下取之,病在下者高取之,病在头者取之足,病在腰者取之腘。病生于头者头重,生于手者臂重,生于足者足重。治病者,先刺其病所从生者也。

【译文】

所以说:腰以上的各种病症,都在手太阴肺经和手阳明大肠经的主治范围;腰以下的各种病症,都在足太阴脾经和足阳明胃经的主治范围。病在身体上部的,可以取身体下部的穴位;病在身体下部的,可以取身体上部的穴位;病患在头部的,可取足部的穴位治疗;病患在腰部的,可取腘窝部(膝后弯腿处)的穴位治疗。病患始生于头部的,头必觉得重;病患始生于手部的,其臂必觉得重;病生始生于足部的,足部必觉得重。治疗这些病症的时候,应当先针刺疾病最初发生的部位,以治其本。

春,气在毛;夏,气在皮肤;秋,气在分肉;冬,气在筋骨。刺此病者各以其时为齐。故刺肥人者,以秋冬之齐;刺瘦人者,以春夏之齐。病痛者,阴也。痛而以手按之不得者,阴也,深刺之。痒者,

灵枢

107

阳也,浅刺之。病在上者,阳也;病在下者,阴也。

【译文】

春天,病邪伤人,多在表浅的皮毛;夏天,病邪伤人,多在浅层的皮下;秋天,病邪伤人,多在肌与肉之间;冬天,病邪伤人,多在深部的筋骨。治疗这些与四季时令有关的病症时,针刺的浅深,就应该根据季节而变化及发病部位的深浅不同而有所变化。所以对于体肥肉厚的患者,不论在哪个季节,都应采用适于秋冬的深刺法;而对于体瘦肉薄的患者,不论在哪个季节,都应采用适于春夏的浅刺法。患疼痛病症的,其病性属阴。在疼痛的部位用手去按压而没有压痛感的,也属于阴证,治疗时都应该深刺。病在上部的,就属于阳,病在下部的,就属于阴。

病先起阴者,先治其阴而后治其阳;病先起阳者,先治其阳而后治其阴。刺热厥者,留针,反为寒;刺寒厥者,留针,反为热。刺热厥者,二阴一阳;刺寒厥者,二阳一阴。所谓二阴者,二刺阴也;一阳者,一刺阳也。久病者,邪气入深。刺此病者,深内而久留之,间日而复刺之。必先调其左右,去其血脉。刺道毕矣。

【译文】

疾病先起于阴经而后传于阳经的,应该先治阴经,然后再治阳经;反之,疾病先起于阳经而后传于阴经的,应该先治阳经,然后再治阴经。针刺治疗热厥病时,倘若留针过久,反而会使病性由热转寒;针刺治疗寒厥病时,倘若留针过久反而会使病性由寒转热。针刺治疗热厥病时,就应当用补法针刺阴经二次,同时再用泻法针刺阳经一次;针刺治疗寒厥病时,就应当用补法针刺阳经二次,同时再用泻法针刺阴经一次。所谓二阴的意思,就是指在阴经针刺二次,一阳的意思,就是指在阳经针刺一次。患病久的,病邪深入于内。针刺治疗这类宿疾,应该深刺并长时间地留针,同时还需每隔一日再刺一次,连续地针刺,直到病患痊愈才能停止。所以还要察明病邪在人体左右的偏盛现情况,并在治疗时首先使其调和;而对于有瘀血存在的,还要在治疗时先使用泻血法,祛除其血脉中的郁结,只有这样,才能取得良好的疗效。熟悉了以上这些方法,针刺的道理也就大体上能够掌握了。

凡刺之法,必察其形气。形肉未脱,少气而脉又躁,躁疾者,必为缪刺之。散气可收,聚气可布。深居静处,占神往来;闭户塞牖,魂魄不散。专意一神,精气之分,毋闻人声,以收其精,必一其神,令志在针。浅而留之,微而浮之,以移其神,气至乃休。男内女外,坚拒勿出。谨守勿内,是谓得气。

【译文】

大凡针刺的法则,都要求医者必须诊察患者的形气。倘若患者形肉并未脱陷,只是元气衰少而脉又躁动而快,出现这种情况,就应当采用缪刺法,使耗散的精气收敛,积聚的邪气散去。在针刺时,医生需要神定气静,就像深居于幽静的处所一样;同时,医者还要精神内守,像把门窗都关上而使内外隔绝一样,从而使医者的思想集中到一点而不分散。在针刺时,医者应该念头单纯,心神一贯,精神集中,不应去留意旁人的声音,专一地集中在针刺上。对于初次接受针刺治疗或是对针刺有畏惧心理的患者,要用浅刺并留针的方法来进行治疗,或微捻提针,以转移患者精神紧张的注意力,直到针下得气才能停止针刺。针刺前后,男子应浅刺候气于外,女子应深刺候气于内,坚守不使正气出。严防邪气不使之入,也就是所谓的得气。

凡刺之禁:新内勿刺,新刺勿内。已醉勿刺,已刺勿醉。新怒勿刺,已刺勿怒。新劳勿刺,已刺勿劳。已饱勿刺,已刺勿饱。已饥勿刺,已刺勿饥。已渴勿刺,已刺勿渴。大惊大怒,必定其气,乃刺之。乘车来者,卧而休之,如食顷乃刺之。出行来者,坐而休之,如行十里顷乃刺之。

【译文】

大凡针刺治疗的禁忌要遵守以下:行房后不久的不能刺,针刺后不久

灵枢

的不能行房。已经酒醉的不能刺，而已经针刺完的不能醉酒。刚发怒的，不能刺，刚针刺完的，不能动怒。刚劳累过的不能刺，刚针刺过的不能过度劳累。已经吃饱饭的不能刺，而已经针刺完的不能饱餐。已经感到饥饿的不能刺，而已经针刺完的不能饥饿。已经感到口渴的不能刺，而已经针刺完的不能口渴。对于过度惊慌和恐惧的患者，必先安定神气，再行针刺。坐车来就诊的病人，要安卧休息约一顿饭的工夫，再行针刺。从远处步行来就诊的病人，要坐下来休息大约走十里路的时间，再行刺针。

凡此十二禁者，其脉乱气散，逆其营卫，经气不次。因而刺之，则阳病入于阴，阴病出于阳，则邪气复生。粗工勿察，是谓伐身。形体淫泆，乃消脑髓，津液不化，脱其五味，是谓失气也。

【译文】

凡是属于上述这十二种针刺禁忌范围内的病人，都是血脉运行紊乱，正气耗散的，营卫运行也是失调的，经气也不能依次循行的。在此情形下不加诊察就针刺，就会使本属浅表的病症深入于内脏，或是使本属内脏的病症由里出表而产生浅表的病症，以致邪气更盛而加重病情。医技低劣的医生没有能体察这些而妄用针刺，叫作摧残人的身体。其结果就使病人正气耗损，脑髓消耗，津液不能化生，甚至于不能运化饮食五味之精微以生精气，这叫作真气消亡。

太阳之脉，其终也，戴眼、反折、瘈疭①，其色白，绝皮乃绝汗②，绝汗，则终矣。少阳终者，耳聋，百节尽纵，目系绝③，目系绝，一日半则死矣。其死也，色青白，乃死。阳明终者，口目动作④，喜惊，妄言，色黄，其上下之经盛而不行，则终矣。少阴终者，面黑，齿长而垢⑤，腹胀闭塞，上下不通，而终矣。厥阴终者，中热嗌干，喜溺心烦，甚则舌卷，卵上缩⑥，而终矣。太阴终者，腹胀闭，不得息，气噫，善呕，呕则逆，逆则面赤，不逆则上下不通，上下不通，则面黑皮毛燋，而终矣。

【注释】

①戴眼:两目上视不能转动。反折:角弓反张。人体头与两足向后折,胸腹向前挺出的症状。

②绝汗:汗出如油。病人临死前出的汗,故称"绝汗"。

③目系:眼球连于脑的脉络。

④口目动作:口眼歪斜。

⑤齿长:牙龈萎缩后使外露的牙齿变长。垢:指牙齿污垢而无光泽。

⑥卵上缩:阴囊上缩。

【译文】

手足太阳经之脉气将绝之时,病者会出现两目上视而不转动,角弓反张,手足抽搐,面色苍白,皮肤不显血色,以及出绝汗等症状,汗出如油珠,绝汗一出,表明病人将要死亡了。手足少阳经脉血气将绝之时,病者会出现耳聋,周身骨节松弛无力,眼球联系于脑的脉络气血断绝使眼珠不能转动等症状,出现这种情况,约一天半的时间就会死亡。临死时,面色由青而转白,那就表明马上要死亡了。手足阳明经脉血气将绝的症候是:病人口眼抽动并牵引歪斜,时作惊惕,胡言乱语,面色发黄,手足阳明经脉循行的部位上,脉躁动而盛,就表明其血气不行,此时病人就要死亡了。手足少阴经脉血气将绝的症候是:病人面色黧黑,齿龈萎缩而使牙齿露出的部分变长并积满垢污,腹部胀满,气机滞塞,上下不通等症状而死亡。手足厥阴经脉血气将绝的症候是:病人内热,喉咙干燥,小便失禁,心中烦躁,甚至舌卷曲、阴囊与睾九上缩等症状而死亡。手足太阴经脉血气将绝的症候是:病人腹胀闭塞,呼吸不利,常常嗳气、呕吐,呕吐时就会使气上逆,气上逆就会面部发红,若气不上逆,就上下不通而使面色发黑,皮毛憔悴而死亡。

经脉

雷公问于黄帝曰:《禁服》之言,凡刺之理,经脉为始。营其所行,制其度量。内次五脏,外别六腑。愿尽闻其道。

黄帝曰:人始生,先成精,精成而脑髓生;骨为干,脉为营,筋为刚,肉为墙;皮肤坚而毛发长。谷入于胃,脉道以通,血气乃行。

雷公曰:愿卒闻经脉之始生。

黄帝曰:经脉者,所以能决死生,处百病,调虚实,不可不通。

【译文】

雷公问黄帝说在《禁服》篇中,曾说过要掌握针刺的道理,首先就应该从熟悉经脉开始。了解它的循行,知道它的长、短、大、小的标准,明了向内联系五脏,在外联系六腑。对于这些道理,希望详细地听听其中的道理。

黄帝说:人在开始孕育的时候,首先是源自于父母的阴阳之气汇合而形成精,精形成之后再生成脑髓;此后人体才会逐渐成形以骨骼作为支柱。以脉道作为营运气血的通道,以筋的刚劲来约束骨骼,以肌肉像墙一样卫护内在脏腑;等到皮肤坚韧、毛发生长出来,如此,人的形体就长成了。人出生以后,五谷入胃,化生精微,使全身的脉道内外贯通,从此血气才能在脉中运行不止。

雷公说:我希望全面地了解经脉的起始所在及其在周身循行分布的情况。

黄帝说:经脉的作用不但能够运行气血,濡养周身,而且还可以决断死生,诊断百病,调和虚实,治疗疾病,不可不明白有关它的知识。

肺手太阴之脉,起于中焦①,下络大肠②,还循胃口③,上膈属肺④。从肺系横出腋下⑤,下循臑内⑥,行少阴心主之前,下肘中,循臂内,上骨下廉⑦,入寸口,上鱼⑧,循鱼际⑨,出大指之端;其支者,从腕后直出次指内廉,出其端。

【注释】

①中焦:脾胃。

②络:指联络。凡萦绕于与本经相表里的脏腑均称"络"。

③还:指经脉返回循行环绕。循:沿着。胃口:指胃上口贲门与下口幽门。

④属:隶属。凡经脉连于其本经的脏腑均称"属"。

⑤肺系:指与肺连接的气管、喉咙等器官。

⑥臑(nào):指上臂。

⑦廉:手臂边缘。

⑧鱼:手大指后掌侧肌肉隆起处,形状如鱼。

⑨鱼际:"鱼"的边缘。

【译文】

肺手太阴的经脉,起始于中焦胃脘部,向下联络大肠,然后返回循行环绕胃的上口,向上穿过上膈膜,连属肺。再从气管横并由腋窝部出于体表,沿着上臂内侧,在手少阴心经与手厥阴心包络经两经的前面下行,至肘内,再沿着臂的内侧、桡骨的下缘,入于寸口,沿着鱼际出拇指尖端;另有一条支脉,从手腕后方分出,沿着食指尖端内侧直行至食指的桡侧前端,与手阳明大肠经相衔接。

是动则病肺胀满,膨膨而喘咳①,缺盆中痛,甚则交两手而瞀②,此为臂厥③。是主肺所生病者,咳,上气喘渴,烦心胸满,臑臂内前廉痛厥,掌中热。气盛有余,则肩背痛,风寒,汗出中风,小便数而欠。气虚,则肩背痛寒,少气不足以息,溺色变。为此诸病,盛则泻之,虚则补之,热则疾之,寒则留之,陷下则灸之,不盛不虚,以经取之。盛者寸口大三倍于人迎,虚者则寸口反小于人迎也。

【注释】

①膨膨:胀满。

②瞀(mào):眼花目眩。

③臂厥:疾病名。臂部经气厥逆,两手交叉于胸部而视物不清。

【译文】

手太阴肺经之经气发生异常的变动,就会出现咳嗽气喘、缺盆疼痛,常常会两手交叉按于胸前,并感到眼花目眩、视物模糊不清,这就是臂厥病。手太阴肺经上的腧穴主治肺脏所生的疾病,可见咳嗽气逆、呼吸急迫、心烦胸闷,上臂内侧前缘的部位疼痛厥冷,手掌心发热。本经经气有余时,就会出现肩背疼痛,自汗出而易感风邪,以及小便频数而量少。本经经气不足时,就会出现肩背疼痛发凉,呼吸气少不能接续,小便颜色改变等症状。治疗上面这些病症,属于经气亢盛的用泻法,属于经气不足的用补法,属于热证用速刺法,属于寒证用留针法,属于络脉虚陷的用灸法,属于不实不虚的从本经取治。属于本经气盛的,其寸口脉比人迎脉大三倍;而属于本经经气虚的,其寸口脉反小于人迎脉。

　　大肠手阳明之脉,起于大指次指之端,循指上廉,出合谷两骨之间①,上入两筋之中②,循臂上廉,入肘外廉,上臑外前廉,上肩,出髃骨之前廉③,上出于柱骨之会上④,下入缺盆络肺⑤,下膈属大肠;其支者,从缺盆上颈贯颊,入下齿中,还出挟口,交人中,左之右,右之左,上挟鼻孔。

【注释】

①两骨之间:拇指、食指歧骨之间,俗名"虎口",又名"合谷"。

②两筋之中:拇指后方、腕部外侧前缘两筋之中,有穴名叫"阳溪"。

③髃(yú)骨:肩髃穴处,肩胛骨与锁骨相连接的地方。

④柱骨之会上:脊柱骨之上与诸阳经汇合处的大椎穴。

⑤缺盆:指锁骨窝。

【译文】

　　大肠手阳明的经脉,起始于食指的指端,沿着食指拇侧的上缘,通过拇指、食指歧骨之间的合谷穴,上入拇指后方、腕部外侧前缘两筋之中的凹陷处,沿前臂外侧的上缘,入肘外侧,然后沿上臂外侧前缘,上行至肩,出肩峰的前缘,再向后上走到脊柱骨之上而与诸阳经汇合于大椎穴,然后再折向前下方入缺盆络肺,再向下贯穿膈膜,而连属大肠;它的支脉,从缺盆向上走颈部,并通过颊部,而进入下齿龈中,其后再从口内返出而挟行于口唇旁,左右两脉交汇于人中,左脉走到右,右脉走到左,再上行挟于鼻孔两侧,而在鼻翼旁的迎香穴处与足阳明胃经相衔接。

是动则病齿痛颈肿。是主津液所生病者，目黄，口干，鼽衄^①，喉痹，肩前臑痛，大指次指痛不用。气有余，则当脉所过者热肿；虚，则寒栗不复^②。为此诸病，盛则泻之，虚则补之，热则疾之，寒则留之，陷下则灸之，不盛不虚，以经取之。盛者人迎大三倍于寸口，虚者人迎反小于寸口也。

【注释】

①鼽(qiú)：鼻流涕。衄(nù)：鼻出血。

②寒栗：恶寒发抖。不复：不易恢复温暖。

【译文】

手阳明大肠经之经气发生异常的变动，就会出现牙齿疼痛，颈部肿大。其症状是眼睛发黄，口中干燥，鼻流塞或出血，喉中肿痛以致气闭，肩前及上臂疼痛，食指疼痛而不能运动。本经经气有余时，就会出现本经脉循行所过的部位上发热而肿；本经经气不足时，就会出现恶寒战栗，不易恢复温暖。治疗这些病症时，属于经气亢盛的用泻法，属于经气不足的用补法，属于热证的用速刺法，属于寒证的用留针法，属于络脉虚陷的用灸法，属于不实不虚的从本经取治。属于本经气盛的，其寸口脉比人迎脉大三倍；而属于本经经气虚弱的，寸口脉反小于人迎脉。

胃足阳明之脉，起于鼻之交頞中^①，旁纳太阳之脉，下循鼻外，入上齿中，还出挟口，环唇，下交承浆，却循颐后下廉^②，出大迎，循颊车，上耳前，过客主人，循发际，至额颅^③；其支者，从大迎前下人迎，循喉咙，入缺盆，下膈，属胃，络脾；其直者，从缺盆下乳内廉，下挟脐，入气街中^④；其支者，起于胃口，下循腹里，下至气街中而合，以下髀关，抵伏兔，下膝膑中，下循胫外廉，下足跗，入中指内间；其支者，下廉三寸而别，下入中指外间；其支者，别跗上，入大指间，出其端。

【注释】

①頞(è)：鼻孔。

②颐：腮部后方的下缘。

③额颅：在发下眉上处的前额骨部。

④气街：在少腹下方，毛际两旁。又叫"气冲"。

【译文】

胃足阳明的经脉，起于鼻孔两旁的迎香穴，由此上行，左右相交于鼻根部，并缠束旁侧的足太阳的经脉，到达内眼角（睛明穴）之后再向下行，沿鼻外侧，入于上齿缝中，继而返出来挟行于口旁，并环绕口唇，再向下交汇于承浆穴处，再沿腮下后方退行而出大迎穴，又沿着下颌角部位的颊车穴，上行至耳前，通过足少阳胆经所属的客主人穴，沿着发际，上行至额颅部；它的支脉，从大迎穴的前方，向下行至人迎穴，再沿喉咙入缺盆，向下贯穿膈膜，会于胃腑，并联络于脾脏；其直行经脉，从缺盆下行至乳房的内侧，再向下挟行于脐两侧，最后进入阴毛毛际两旁气街部；另有一支脉，起始于起胃的下口，再沿着腹部的内侧下行，到达气街前与直行的经脉相汇合，再由此下行，沿着大腿外侧的前缘到达髀关穴，而后直达伏兔部，再下行至膝盖，并沿小腿胫部外侧的前缘，下至足背，后进入足次趾的外侧间；另有一支脉，从膝下三寸的地方分出，下行至足中趾外侧；另有一支脉，从足背面别行而出，向外斜走至足厥阴肝经的外侧，进入足大趾，直行到大趾的末端，与足太阴脾经相衔接。

是动则病洒洒振寒①，善伸，数欠，颜黑，病至则恶人与火，闻木声则惕然而惊，心欲动，独闭户塞牖而处，甚则欲上高而歌，弃衣而走，贲响腹胀②，是为骭厥③。是主血所生病者，狂疟，温淫汗出④，鼽衄，口喎，唇胗，颈肿，喉痹，大腹水肿，膝膑肿痛，循膺、乳、气街、股、伏兔、骭外廉、足跗上皆痛，中指不用。气盛，则身以前皆热，其有余于胃，则消谷善饥，溺色黄。气不足，则身以前皆寒栗，胃中寒则胀满。为此诸病，盛则泻之，虚则补之，热则疾之，寒则留之，陷下则灸之，不盛不虚，以经取之。盛者，人迎大三倍于寸口；虚者，人迎反小于寸口也。

【注释】

①洒洒（xiǎn）：一阵阵发冷战栗。

②贲响:腹胀肠鸣,像水沸起有声。

③骭(gàn)厥:指贲响腹胀。古人认为是足胫部之气上逆所致,故称"骭厥"。骭,胫骨。

④温淫汗出:热气蒸着而致汗出。

【译文】

足阳明胃经之经气发生异常的变动,就会出现全身一阵阵发寒颤抖,以及频频伸腰呵欠,额部暗黑等症状,发病时怕见人和火光,听到木器撞击所发出的声音就会害怕,心跳不安,因此病人喜欢关闭门窗独居内室,在病情严重时,会登高歌唱,脱衣而乱跑,以及肠鸣腹胀等症状,这时的病症就被称作骭干厥病。本经上的腧穴主治血所发生的疾病,如因高热以致发狂抽搐的疟疾,温热之邪淫胜所致的大汗出,鼻塞或出血,口角歪斜,口唇生疮,颈部肿大,喉部闭塞;腹部因水停而肿大,膝髌部肿痛,足阳明胃经沿胸膺、乳部、气街、大腿前缘、伏兔、胫部外缘、足背等处循行的部位都发生疼痛,足中趾不能活动自如等。本经经气有余时,就会出现胸腹部都发热;若气盛而充于胃则谷食易消而时常饥饿,以及小便颜色发黄。本经经气不足时,就会出现胸腹部寒凉,若胃中有寒气,就会出现胀满病象。治疗上面这些病症,属于经气亢盛的用泻法,属于经气不足的就要用补法,属于热证用速刺法,属于寒证用留针法,属于络脉虚陷的用灸法,属于不实不虚的从本经取治。属于本经气盛的,其寸口脉比人迎脉大三倍;而属于本经经气虚弱的,寸口脉反小于人迎脉。

脾足太阴之脉,起于大指之端,循指内侧白肉际①,过核骨后②,上内踝前廉,上踹内③,循胫骨后,交出厥阴之前,上膝股内前廉,入腹属脾络胃,上膈,挟咽,连舌本④,散舌下;其支者,复从胃,别上膈,注心中。

【注释】

①白肉际:足大趾内侧的白肉处,是手足两侧阴阳界面的分界处。阳面赤色,阴面白色。

②核骨:在大趾本节后方。形如果核,故名。

③踹(chuài):小腿的内侧。

④舌本:指舌根。

【译文】

脾足太阴的经脉,起始于足大指尖端,沿着足大趾内侧白肉处,通过足大趾本节后方的核骨,上行至内踝的前缘,再上行至小腿肚,然后沿胫骨后缘,与足厥阴肝经交叉出于其前,此后再上行膝股内侧前缘,进入腹内,而连属于本经所属的脏腑——脾脏,并联络于与本经相表里的脏腑——胃腑,然后再向上过膈膜,挟行于咽喉部,连于舌根,并散布于舌下;它的支脉,在胃腑分出,上行穿过膈膜,注入心中,而与手少阴心经相接。

是动则病舌本强,食则呕,胃脘痛,腹胀善噫,得后与气①,则快然如衰,身体皆重。是主脾所生病者,舌本痛,体不能动摇,食不下,烦心,心下急痛,溏、瘕泄、水闭②,黄疸,不能卧,强立,股膝内肿、厥,足大指不用,为此诸病,盛则泻之,虚则补之,热则疾之,寒则留之,陷下则灸之,不盛不虚,以经取之。盛者,寸口大三倍于人迎;虚者,寸口反小于人迎也。

【注释】

①后:大便。气:矢气。

②溏(táng):指大便稀薄。瘕泄:指痢疾。

【译文】

足太阴脾经之经气发生异常的变动,就会出现舌根发硬,食后呕吐,胃脘疼痛,腹胀,时时嗳气,在排出大便或矢气后,就会感到脘腹轻快,就好像病已祛除了一样。此外,还会出现全身上下均感沉重等病象。本经上的腧穴所主脾脏发生的病变,如舌根疼痛,身体不能活动,饮食不能下咽,心中烦躁,心下牵引作痛,大便稀薄、痢疾,或小便不通,面目皮肤发黄之黄疸,不能安静睡卧,勉强站立时,会出现大腿、膝内侧肿痛厥冷的病象,此外,足大趾不能活动等症状。治疗这些病症时,属于经气充盛的就要用泻法,属于经气不足的就要用补法,属于热证用速刺法,属于寒证用留针法,属于络脉虚陷的用灸法,属于不实不虚的从本经取治。属于本经气盛,其寸口脉比人迎脉大三倍;而属于本经经气虚弱的,其寸口脉反小于人迎脉。

心手少阴之脉,起于心中,出属心系^①,下膈络小肠;其支者,从心系上挟咽,系目系^②;其直者,复从心系却上肺,下出腋下,下循臑内后廉,行手太阴心主之后,下肘内,循臂内后廉,抵掌后锐骨之端^③,入掌内后廉,循小指之内出其端。

【注释】

①心系:心的脉络。张景岳:"心当五椎之下,其系有五,上系连肺,肺下系心,心下三条,连脾肝肾,故心通五脏之气而为之主也。"

②目系:指眼球内连于脑的脉络。

③锐骨:掌后小指外侧的高骨。

【译文】

心手少阴的经脉,起始于心脏,从心出来以后就连属于心的脉络,然后下贯膈膜,而联络于小肠;它的支脉,从心的脉络向上走行,并挟于咽喉,此后再向上行而与目珠连于脑的脉络;它直行的经脉,从心的脉络上行至肺部,然后再向下走行而横出腋下,此后再向下沿上臂内侧的后缘,且循行于手太阴肺经和手厥阴心包络经的后面,下行至肘内,再沿着前臂内侧的后缘,直达掌后小指侧高骨的尖端,并入掌内后侧,再沿着小指的内侧至指端,而与手太阳小肠经相衔接。

是动则病嗌干心痛,渴而欲饮,是为臂厥。是主心所生病者,目黄胁痛,臑臂内后廉痛厥,掌中热痛。为此诸病,盛则泻之,虚则补之,热则疾之,寒则留之,陷下则灸之,不盛不虚,以经取之。盛者,寸口大再倍于人迎;虚者,寸口反小于人迎也。

【译文】

手少阴心经之经气发生异常的变动,就会出现咽喉干燥,头痛,渴欲饮水,这样的病症就叫作臂厥证。本经上的腧穴所主的心脏发生病变会出现眼睛发黄,胁肋疼痛,上臂及下臂的内侧后缘疼痛、厥冷,掌心处发热、灼痛。治疗这些病症时,属于经气亢盛的就要用泻法,属于经气亢盛的就要用补法,属于热证用速刺法,属于寒证用留针法,属于络脉虚陷的用灸法,属于不实不虚的从本经取治。属于本经气盛,其寸口脉比人迎脉大两倍;而属于本经经气虚弱的,寸口脉反小于人迎脉。

小肠手太阳之脉,起于小指之端,循手外侧上腕,出踝中[①],直上循臂骨下廉,出肘内侧两筋之间,上循臑外后廉,出肩解[②],绕肩胛,交肩上,入缺盆络心,循咽下膈,抵胃属小肠;其支者,从缺盆循颈上颊,至目锐眦[③],却入耳中;其支者,别颊上䪼抵鼻[④],至目内眦[⑤],斜络于颧。

【注释】

①踝:指腕后小指侧的高骨。

②肩解:肩后的骨缝。

③目锐眦(zì):指眼外角。

④䪼(zhuō):眼眶的下方,包括颧骨内连及上牙床的部位。

⑤目内眦:指眼内角。

【译文】

小肠手太阳的经脉,起始于手小指外侧的末端,循行手外侧上入腕部,并出于小指侧的高骨,由此再沿前臂骨的下缘直上,出于肘内侧两筋之间,再向上沿着上臂外侧的后缘,出于肩后的骨缝处,绕行肩胛部,再前行而相交于肩上,继而进入缺盆深入体内而联络心脏。此后再沿食管下穿横膈膜,到达胃,最后再向下行而连属于小肠;它的支脉,从缺盆部沿头颈向上走行而到达颊部,再从颊部行至眼外角,最后从外眼角斜下而进入耳内;另一条支脉,从颊部走向眼眶下,并从眼眶下方到达鼻部,然后再抵达眼内角。最后再从内眼角向外斜行络于颧骨部,而与足太阳经相接。

是动则病嗌痛颔肿[①],不可以顾,肩似拔,臑似折。是主液所生病者,耳聋、目黄、颊肿,颈、颔、肩、臑、肘、臂外后廉痛。为此诸病,盛则泻之,虚则补之,热则疾之,寒则留之,陷下则灸之,不盛不虚,以经取之。盛者,人迎大再倍于寸口;虚者,人迎反小于寸口也。

【注释】

①颌(hàn):相当于颏部的下方,颈的前上方,结喉的上方柔软处。

【译文】

手太阳小肠经之经气发生异常的变动,就会出现咽喉疼痛,颌部发肿,颈项难以转动而不能回顾,肩部就像在被人拉拔一样紧张疼痛,上臂部就像已被折断一样剧痛难忍等症状。本经上的腧穴所主的液发生病变会出现耳聋,眼睛发黄,面颊肿胀,以及颈、颌、臑、肘、肘、臂后缘疼痛。治疗这些病症,属于经气亢盛的就要用泻法,属于经气亢盛的就要用补法,属于热证用速刺法,属于寒证用留针法,属于络脉虚陷的用灸法,属于不实不虚的从本经取治。属于本经气盛,其人迎脉比寸口脉大两倍;而属于本经经气虚,人迎脉反小于寸口脉。

膀胱足太阳之脉,起于目内眦,上额交巅①;其支者,从巅至耳上角②;其直者,从巅入络脑,还出别下项,循肩髆内③,挟脊抵腰中,入循膂④,络肾属膀胱;其支者,从腰中下挟脊贯臀,入腘中;其支者,从髆内左右,别下,贯胛,挟脊内,过髀枢⑤,循髀外,从后廉下合腘中,以下贯踹内,出外踝之后,循京骨⑥,至小指外侧。

【注释】

①巅:指头顶正中最高点,两侧百会穴交界处。

②耳上角:耳壳的上部。

③肩髆(yú):指肩胛骨。

④膂(lǚ):指挟脊两旁的肌肉。

⑤髀(bì)枢:环跳穴处。股骨上端的关节,为髀骨所嵌入的地方,有转枢作用,故称"髀枢"。

⑥京骨:穴位名,足外侧小趾本节后突出的半圆骨。京,本意为高地、

高处。

【译文】

膀胱足太阳的经脉,起始于眼内角,向上经过额部,交汇于头顶之上;它的一条支脉,从头顶走行至耳上角;它直行的经脉,从头顶向内入络于脑,然后返还出来,另下行到达颈项的后部,沿着肩胛骨内侧,夹行于脊椎两旁,抵达腰部,再沿着脊柱旁的肌肉深入腹内,联系肾脏,会于膀胱;它另有一条支脉,从腰部分出,挟着脊柱的两侧下行并贯穿臀部,而直入于膝部的腘窝中;还有一条支脉,从左右肩胛骨内侧分出,另向下行贯穿肩胛,再挟着脊柱的两侧,通过髀枢部,再沿大腿外侧后缘向下行合于膝弯内,由此再向下走行通过小腿肚的内部,出于外踝骨的后边,再沿着京骨,到达小指外侧尖端,而与足少阴肾经相接。

是动则病冲头痛,目似脱,项似拔,脊痛,腰似折,髀不可以曲,腘如结,踹如裂,是为踝厥。是主筋所生病者,痔、疟、狂、癫疾,头颇项痛,目黄、泪出、鼽衄,项、背、腰、尻、腘、踹、脚皆痛,小指不用。为此诸病,盛则泻之,虚则补之,热则疾之,寒则留之,陷下则灸之,不盛不虚,以经取之。盛者,人迎大再倍于寸口;虚者,人迎反小于寸口也。

【译文】

足太阳膀胱经之经气发生异常的变动,就会出现伴有气上冲之感觉的头痛,眼睛疼得像要从眼眶中脱出一样,项部疼痛就好像被牵拔一样紧张疼痛,脊背疼痛,腰好像已被折断一样疼痛,髋关节不能屈曲,膝腘部就好像已被捆绑住一样紧涩结滞、不能运动自如,小腿肚疼痛就好像要裂开一样,以上这些病症就叫作踝厥。足太阳膀胱经上的腧穴主治筋所发生的疾病,如痔疮、疟疾、狂病、癫疾,头、囟门及颈项疼痛,眼睛发黄,流泪,鼻塞或出血,项、背、腰、尻、腘、小腿肚、脚等部位都发生疼痛,足小趾不能活动。治疗这些病症时,属于经气亢盛的就要证用泻法,属于经气亢盛的就要用补法,属于热证用速刺法,属于寒证用留针法,属于络脉虚陷的用灸法,属于不实不虚的从本经取治。属于本经气盛,其寸口脉比人迎脉大两倍;而属于本经经气虚弱的,其寸口脉反小于人迎脉。

肾足少阴之脉,起于小指之下,邪走足心,出于然谷之下,循内踝之后,别入跟中,以上踹内,出腘内廉,上股内后廉,贯脊,属肾,络膀胱;其直者,从肾上贯肝膈,入肺中,循喉咙,挟舌本;其支者,从肺出络心,注胸中。

【译文】

肾足少阴的经脉,起始于足小指之下,斜行向足心部,出于内踝前下方之然谷穴之下,然后沿着内踝骨的后方,别行向下另入足跟,上行至小腿肚内侧,出于腘窝内侧,沿着大腿内侧后缘,贯穿脊柱,而连属于肾脏,并与膀胱联系;其直行的经脉,从肾脏向上行经过肝和横膈膜,进入肺脏,再从肺脏沿着喉咙上行并最终挟傍于舌根;另有一条支脉,从肺发出联系心脏,并注于胸中,而与手厥阴心包经相接。

是动则病饥不欲食,面如漆柴[①],咳唾则有血,喝喝而喘,坐而欲起,目䀮䀮[②],如无所见,心如悬,若饥状;气不足则善恐,心惕惕,如人将捕之,是为骨厥。是主肾所生病者,口热舌干,咽肿上气,嗌干及痛,烦心,心痛,黄疸,肠澼,脊股内后廉痛,痿厥嗜卧,足下热而痛。为此诸病,盛则泻之,虚则补之,热则疾之,寒则留之,陷下则灸之,不盛不虚,以经取之。灸则强食生肉,缓带披发,大杖重履而步。盛者,寸口大再倍于人迎;虚者,寸口反小于人迎者。

【注释】

①面如漆柴:面色黯黑无光。漆柴,霉烂的黑色木材。漆,黑色。

②䀮䀮(huāng) :视物模糊不清。

【译文】

足少阴肾经之经气发生异常的变动,就会出现虽有饥饿感却不想进食,面色像漆柴一样黯黑无泽,咳唾带血,喘息喝喝有声,刚坐下去就想站起来,视物模糊,好像看不见东西一样,心中如悬挂在空中似的空荡不宁,其感觉就好像处于饥饿状态一样等症状;气虚就常常会恐惧,其病症发作时,心中怦怦跳动,好像有人要来逮捕他一样,这叫作骨厥。本经脉上的腧穴所主的肾脏发生病变,会出现口中发热,舌干,咽部肿胀,气息上逆,喉咙干燥疼痛,心烦心痛,黄疸,痢疾,脊柱及大腿内侧后缘疼痛,足部痿软厥冷,嗜睡,足底发热而痛。治疗这些病症时,属于经气充盛的就要用泻法,属于经气不足的就要用补法,属于热证用速刺法,属于寒证用留针法,属于络脉虚陷的用灸法,属于不实不虚的从本经取治。如果要使用灸法,都应当增强饮食以促进肌肉生长,同时还要松缓衣带,披散头发,手扶大杖,足穿重履,缓步行走。属于本经经气充盛的,其寸口脉比人迎脉大两倍;而属于本经经气虚弱的,其寸口脉反小于人迎脉。

心主手厥阴心包络之脉,起于胸中,出属心包络,下膈,历络三焦①;其支者,循胸出胁,下腋三寸,上抵腋,下循臑内②,行太阴少阴之间,入肘中,下臂行两筋之间,入掌中,循中指出其端;其支者,别掌中,循小指次指出其端。

【注释】

①历络三焦:自胸至腹依次联络上、中、下三焦。

②臑(nào):指上臂。

【译文】

心主手厥阴心包络的经脉,起始于胸中,向外走行而连属于心包络,再下穿膈膜,并联络于上、中、下三焦;它的一条支脉,循行胸中而横出胁下,抵达腋缝下三寸处,再向上行至腋部,沿着上臂的内侧,向下行于手太阴肺经与手少阴心经的中间,进入肘中,再沿着前臂行掌后两筋之间,入于掌中,再沿着中指直达指端;它的另一条支脉,从掌心分出,沿无名指直达其末指端,与手少阳三焦经相衔接。

是动则病手心热,臂肘挛急,腋肿,甚则胸胁支满,心中澹澹大动①,面赤目黄,喜笑不休。是主脉所生病者,烦心心痛,掌中热。为此诸病,盛则泻之,虚则补之,热则疾之,寒则留之,陷下则灸之,不盛不虚,以经取之。盛者,寸口大一倍于人迎;虚者,寸口反小于人迎也。

【注释】

①澹澹(dàn):心中不安。澹,像水动一样。

【译文】

手厥阴心包络经之经气发生异常的变动,就会出现手心发热,臂肘关节拘挛,腋下肿,甚至会出现胸胁胀满,心中惊恐不安,面色发赤,眼睛黄,嬉笑不止。本经上的腧穴所主的脉发生病变,会出现心中烦躁、心痛,掌心发热。治疗这些病症时,属于经气亢盛的就要用泻法,属于经气不足的就要用补法,属于热证用速刺法,属于寒证用留针法,属于络脉虚陷的用灸法,属于不实不虚的从本经取治。属于本经气盛的,其寸口脉比人迎脉大一倍;属于寸口脉反小于人迎脉。

三焦手少阳之脉,走于小指次指之端,上出两指之间,循手表腕,出臂外两骨之间,上贯肘,循臑外,上肩,而交出足少阳之后,入缺盆,布膻中,散络心包,下膈,循属三焦;其支者,从膻中上出缺盆,上项,系耳后直上,出耳上角,以屈下颊至𫩈;其支者,从耳后入耳中,出走耳前,过客主人前,交颊,至目锐眦。

【译文】

三焦手少阳的经脉,起始于无名指末端,向上走行而出于小指与无名指之间,沿着手背到达腕部,出于前臂外侧两骨的中间,向上循行穿过肘,沿着上臂外侧,上行至肩,而交出于足少阳胆经并出行于谤经的后方,再进入缺盆,分布于膻中处,散布联络于心包,向下穿过膈膜,依次连属于上、中、下三焦;它的一条支脉,从膻中上行出于缺盆,向上走行到颈项,从耳后进入耳中,再直上出耳上角,并由此屈而下行额部至眼眶下;它的另一条支脉,从耳后方进入耳中,再行至耳前,经过足少阳胆经所属之客主人穴的前方,与前一条支脉会于颊部,由此再上行至眼外角,与足少阳胆经相衔接。

灵枢

是动则病耳聋浑浑焞焞①,嗌肿喉痹。是主气所生病者,汗出,目锐眦痛,颊痛,耳后肩臑肘臂外皆痛,小指次指不用。为此诸病,盛则泻之,虚者补之,热则疾之,寒则留之,陷下则灸之,不盛不虚,以经取之。盛者,人迎大一倍于寸口;虚者,人迎反小于寸口也。

【注释】

①浑浑焞焞(tūn):耳聋耳鸣。

【译文】

手少阳三焦经之经气发生异常的变动,就会出现耳聋、听不清楚,咽喉肿痛,喉咙闭塞。本经上的腧穴所主的气发生病变,出现自汗出,外眼角疼痛,面颊疼痛,耳后、肩、上臂、肘部、前臂都疼痛,无名指不能活动。治疗这些病症时,属于经气亢盛的就要用泻法,属于经气不足的就要用补法,属于热证用速刺法,属于寒证用留针法,属于络脉虚陷的用灸法,属于不实不虚的从本经取治。属于本经经气亢盛的,其人迎脉比寸口脉大一倍;而属于本经经气虚弱的,人迎脉反小于寸口脉。

胆足少阳之脉,起于目锐眦,上抵头角,下耳后,循颈行手少阳之前,至肩上,却交出手少阳之后,入缺盆;其支者,从耳后入耳中,出走耳前,至目锐眦后;其支者,别锐眦,下大迎,合于手少阳,抵于頄,下加颊车,下颈合缺盆,以下胸中,贯膈络肝属胆,循胁里,出气街,绕毛际①,横入髀厌中②其直者,从缺盆下腋,循胸过季胁,下合髀厌中,以下循髀阳③,出膝外廉,下外辅骨之前④,直下抵绝骨之端⑤,下出外踝之前,循足跗上,入小指次指之间;其支者,别跗上,入大指之间,循大指歧骨内出其端,还贯爪甲,出三毛⑥。

【注释】

①毛际:耻骨部阴毛处。

②髀(bì)厌:环跳部,就是髀枢。

③髀阳:大腿外侧。髀,大腿部。阳,指外侧。

④外辅骨:小腿外侧。

⑤绝骨:外踝上三寸腓骨的凹陷处。

⑥三毛:足大趾指甲生毛处。

【译文】

　　胆足少阳的经脉,起始于眼外角,向上循上至额角,向下绕至耳的后方,沿着颈部,行于手少阳三焦经的前面向下,到达肩上,再交叉到手少阳三焦经的后面,而进入缺盆;它的一条支脉,从耳的后方进入耳中,再出行至耳的前方,最后到达外眼角的后方,它的另一条支脉,从外眼角处别出,下行至大迎穴处,再由此上行而与手少阳三焦经相合,并到达眼眶下,折行,到达颊车,再向下循行至颈部,并与前入缺盆的支脉相合,然后下行至胸中,穿过横膈膜,而联络肝,并连属胆,此后再沿着胁内,出少腹两侧的气街部,绕过阴毛的边缘,而横入环跳部;其直行经脉,从缺盆下行至腋,沿胸部通过季胁,并与前一支脉合于环跳部,由此再下沿髀部外侧出阳陵泉,下行于腓骨的前方,直下抵达阳辅穴,再向下出外踝之前,并由此沿着足背,进入足小趾与第四趾之间;还有另一支脉,从足背走向足大趾间,并沿着大趾的骨缝,到其末端,然后再回转过来穿入足大趾的爪甲,出于趾甲后方的三毛与足厥阴肝经相衔接。

　　是动则病口苦,善太息,心胁痛,不能转侧,甚则面微有尘[①],体无膏泽,足外反热,是为阳厥[②]。是主骨所生病者,头痛颔痛,目锐眦痛,缺盆中肿痛,腋下肿,马刀侠瘿[③],汗出振寒,疟,胸、胁、肋、髀、膝外至胫绝骨外踝前及诸节皆痛,小指次指不用。为此诸病,盛则泻之,虚则补之,热则疾之,寒则留之,陷下则灸之,不盛不虚,以经取之。盛者,人迎大一倍于寸口;虚者,人迎反小于寸口也。

【注释】

①面微有尘:面色灰暗无光,像蒙上一层尘土一样。

②阳厥:足少阳之气厥逆而为病。

③马刀侠瘿:瘰疬。生于腋下的叫"马刀";生于颈部的叫"侠瘿"。

【译文】

　　足少阳胆经之经气发生异常的变动,就会出现口苦,时常叹气,胸肋

灵枢

127

部作痛以致不能翻身,病重时会出现面色晦暗无光,全身皮肤干燥而失去润泽之色,以及足外侧发热,以上这些病症就叫作阳厥。本经上的腧穴所主的骨发生的病变,会出现头痛,下颌部及外眼角疼痛,缺盆中肿痛,腋下肿胀,腋下或颈部生瘰疬,自汗出而战栗怕,疟疾,胸胁、肋部、大腿、膝盖外侧,直至绝骨、外踝前等部位及诸关节皆疼痛,足第四趾不能活动。治疗这些病症时,属于经气亢盛的就要用泻法,属于经气不足的就要用补法,属于热证用速刺法,属于寒证用留针法,属于络脉虚陷的用灸法,属于不实不虚的从本经取治。属于本经气盛的,其人迎脉比寸口脉大一倍;而属于本经经气虚弱的,其人迎脉反小于寸口脉。

肝足厥阴之脉,起于大趾丛毛之际[1],上循足跗上廉,去内踝一寸,上踝八寸,交出太阴之后,上腘内廉,循股阴入毛中,过阴器,抵小腹,挟胃属肝络胆,上贯膈,布胁肋,循喉咙之后,上入颃颡,连目系,上出额,与督脉会于巅;其支者,从目系下颊里,环唇内;其支者,复从肝别贯膈,上注肺。

【注释】

①丛毛:上文"三毛"处。

【译文】

肝足厥阴的经脉,起始于足大趾丛毛上的大敦穴,然后沿着足背上侧,到达内踝前一寸处,再向上至踝骨上八寸处,而交叉于足太阴脾经的后方,此后再上行至腘内缘,并沿着大腿的内侧,进入阴毛中,然后环绕阴器一周,而抵达小腹,由此再夹行于胃的两旁,并连属肝,再联络胆,此后再向上走行,贯穿膈膜,并散布于胁腹部,再沿喉咙的后侧,向上进入喉咙的上孔,而与眼球联络于深处的脉络,再向上行,出于额部,与督脉汇合于巅顶的百会穴,它的一条支脉,从眼球络于脑的脉络处别行而出,向下行至颊部䪼里面,再环绕口唇的内侧;它的另一条支脉,从肝脏贯穿膈膜,再向上走行并注于肺脏与手太阴肺经相衔接。

是动则病腰痛不可俯仰,丈夫㿉疝[1],妇人少腹肿,甚则嗌干,面尘脱色。是主肝所生病者,胸满呕逆,飧泄狐疝^②,遗溺闭癃。为此诸病,盛则泻之,虚则补之,热则疾之,寒则留之,陷下则灸之,不盛不虚,以经取之。盛者,寸口大一倍于人迎;虚者,寸口反小于人迎也。

【注释】

①癀疝:疝气病之一,症见睾丸肿痛下坠。

②狐疝:属于疝气,症见阴囊胀痛,时大时小,时上时下。

【译文】

足厥阴肝经之经气发生异常的变动,就会出现腰痛不能俯仰,男子患癀疝,妇女少腹肿胀,病重时咽喉干燥,面色黯无光泽。本经上的腧穴所主的肝脏发生病变,会出现胸中满闷,呕吐气逆,完谷不化的泄泻,睾丸时上时下的狐疝,遗尿、小便不通等。治疗这些病症时,属于经气亢盛的就要用泻法,属于经气不足的就要用补法,属于热证用速刺法,属于寒证用留针法,属于络脉虚陷的用灸法,属于不实不虚的从本经取治。属于本经气盛的,其寸口脉比人迎脉大一倍;而属于本经经气虚弱的,其寸口脉反小于人迎脉。

手太阴气绝,则皮毛焦。太阴行气,温于皮毛者也。故气不荣,则皮毛焦;皮毛焦,则津液去皮节;津液去皮节者,则爪枯毛折;毛折者,则毛先死。丙笃丁死,火胜金也。

【译文】

手太阴肺经之经气衰竭,就会出现憔悴枯槁。因为手太阴肺经能运行气血以温润皮毛和毫毛。所以倘若肺虚不能营养皮毛,就会使皮毛憔悴枯槁;皮毛憔悴枯槁,就表明皮毛已经丧失了津液;皮肤关节失去了津液的滋养,就会出现爪甲枯槁,毫毛折断等现象;出现毫毛折断脱落,就表明肺经精气先衰竭了。这种病症,逢丙日就会加重,逢丁日就会死亡,这是由于火能克胜金的缘故。

灵枢

手少阴气绝，则脉不通。少阴者，心脉也；心者，脉之合也。脉不通，则血不流；血不流，则髦色不泽。故其面黑如漆柴者，血先死。壬笃癸死，水胜火也。

【译文】

手少阴心经的脉气衰竭，就会使脉道不通。脉道不通，血流就不流畅；血流不畅，面色头发就无光泽。所以面色黯黑无光泽的病人是营血先枯竭的征象。这种病症，逢壬日就会加重，逢癸日就会死亡，这是因为水能克火的缘故。

足太阴气绝者，则脉不荣肌肉。唇舌者，肌肉之本也。脉不荣，则肌肉软；肌肉软，则舌萎，人中满；人中满，则唇反；唇反者，肉先死。甲笃乙死，木胜土也。

【译文】

足太阴脾经脉气衰竭，经脉就不能荣养肌肉。唇舌是肌肉之本，由唇舌就能够观察出肌肉的状态。经脉不能输布水谷精微，就会使肌肉松软；肌肉松软就会导致舌体萎缩，人中部肿满；人中部肿满，口唇就外翻；就会使口唇外翻，这是肌肉先死的征象。这种病症，逢甲日就会加重，逢乙日就会死亡，这是由于木能克土的缘故。

足少阴气绝，则骨枯。少阴者，冬脉也，伏行而濡骨髓者也。故骨不濡，则肉不能著也；骨肉不相亲，则肉软却；肉软却，故齿长而垢，发无泽；发无泽者，骨先死。戊笃己死，土胜水也。

【译文】

足少阴肾经经气衰竭，就会使骨骼枯槁。因为足少阴肾与冬天相应，它走行于人体深部而濡养骨髓。如果骨髓得不到肾气濡养而枯槁，肌肉也就不能附着于骨骼上了；骨与肉分离而不能相互结合，肌肉就会松软短缩；肌肉软缩，会使牙齿显得齿长而多垢，同时，还会出现头发失去光泽；

出现了头发不光泽的病象,就表明骨骼已经先行衰败了。这种病症,逢戊日就会加重,逢己日就会死亡,这是由于土能克水的缘故。

足厥阴气绝,则筋绝。厥阴者,肝脉也;肝者,筋之合也;筋者,聚于阴器,而脉络于舌本也。故脉弗荣,则筋急;筋急,则引舌与卵。故唇青、舌卷、卵缩,则筋先死。庚笃辛死,金胜木也。

【译文】

足厥阴肝经经气衰竭,就会出现筋脉挛缩拘急、不能活动的病象。因为足厥阴属于肝脏的经脉;且肝脉的外合是筋;再者,经筋聚合在阴器,向上联络于舌根。所以如果肝脉不能养筋,就会使筋缩拘急;筋脉拘急挛缩,就会导致舌体卷曲以及睾丸上缩。所以如果出现口唇发青、舌卷、阴囊上缩,那就表明筋脉已经先行败绝了。这种病症,逢庚日就会加重,逢辛日就会死亡,这是由于金能克木的缘故。

五阴气俱绝,则目系转,转则目运。目运者,为志先死。志先死,则远一日半死矣。六阳气绝,则阴与阳相离,离则腠理发泄,绝汗乃出。故旦占夕死,夕占旦死。

【译文】

五脏所主的五条阴经之经气都已竭绝,会出现目睛上翻;出现了这种目睛上翻的病象,就表明病人的神志已经先行败绝了;倘若病人的神志已经败绝,最长一天半就要死亡了。六腑所主的六条阳经的精气衰败,就会使阴气与阳气互相分离;阴阳分离就会使腠理开张,精气外泄,就会出现汗出如珠不止的绝汗。所以如果早晨出现这种危象,预计当天晚上就会死亡,如果夜间出现危象,预计第二天早晨就会死亡。

经脉十二者,伏行分肉之间,深而不见;其常见者,足太阴过于外踝之上,无所隐故也。诸脉之浮而常见者,皆络脉也。六经络手

灵枢

131

阳明少阳之大络,起于五指间,上合肘中。饮酒者,卫气先行皮肤,先充络脉,络脉先盛,故卫气已平,营气乃满,而经脉大盛。脉之卒然动者,皆邪气居之,留于本末,不动则热。不坚则陷且空,不与众同,是以知其何脉之动也。

【译文】

　　手足阴阳十二经脉,大都是隐伏在体内而行于分肉之间,其位置都较深不能看到;通常可以见到的,只有手太阴肺经在经过手外踝之上气口上的那一部分,这都是由于该处皮肤细薄,使经脉无所隐匿的缘故。所以大多数浮现在浅表而经常可见到的都是络脉。在手之阴阳六经的络脉中,最明显突出而易于诊察的就是手阳明大肠经,手少阳三焦经的大络,它们分别起于手五指之间,由此再向上合于肘中。饮酒之后,它的酒气会随着卫气行于皮肤,充溢于浅表的络脉,而使络脉首先满盛。此后,倘若在外的卫气已经充溢有余,就会使在内的营气也随之满盛,进而就会使经脉中的血气也大大地充盛起来。如果经脉没有出现异常的变动,那就说明外邪尚在浮浅的络脉,此时的邪气不能走窜,就会郁而发热,从而使脉形变得坚实。如浮络的脉形不现坚实,那就说明邪气已经深陷于经脉,并使经气虚空,凡是被邪气所侵袭了的经脉,都会出现与其他正常经脉不同的异常表现,由此可以知道哪条经脉发病了。

　　雷公曰:何以知经脉之与络脉异也?

　　黄帝曰:经脉者常不可见也,其虚实也,以气口知之。脉之见者,皆络脉也。

　　雷公曰:细子无以明其然也。

　　黄帝曰:诸络脉皆不能经大节之间,必行绝道而出①,入复合于皮中,其会皆见于外。故诸刺络脉者,必刺其结上②。甚血者虽无结,急取之以泻其邪而出其血,留之发为痹也。凡诊络脉,脉色青则寒且痛,赤则有热。胃中寒,手鱼之络多青矣;胃中有热,鱼际络赤。其暴黑者,留久痹也;其有赤有黑有青者,寒热气也;其青短者,少气也。凡刺寒热者皆多血络。必间日而一取之,血尽而止,乃调其虚实。其小而短者少气,甚泻之则闷,闷甚则仆,不得言。闷则急坐之也。

【注释】

①绝道:指经脉到不了的间道。

②结上:指络脉有血液瘀结之处。

【译文】

雷公问:怎样能够知道经脉或是络脉之中发生了病变呢?

黄帝说:经脉隐伏在内,它的虚实变化情况从气口切脉可知。显露在外的脉,而在体表可以看到的那些经脉的病变,其实都是络脉的病变。

雷公说:我不明白这样做的道理。

黄帝说:所有的络脉,都不能通过大关节所在的部位,而行于经脉所不到的地方,出于皮表,越过大关节后,再入里而与经脉相合于皮中,此外,共同汇合的部位还都会显现在外面。所以,针刺所有络脉的病变,都必须刺其有瘀血结聚之处。而对于血气郁积的病症,虽然它还没有出现瘀血结聚的现象,也应该采用刺络的方法去进行治疗,泻去病邪而放出瘀血。如果把瘀血留在体内,就会发为痹证。察看络脉的时候:脉现青色,表明寒邪凝滞并有疼痛;脉现赤色,表明有热。胃里有寒,手鱼部的络脉会呈现青色;胃里有热的,鱼际的络脉会出现赤色。鱼际络脉出现黑色的,表面日久不愈的痹症。若兼有赤、黑、青三色出现的,表明是寒热错杂的病变。如青色而短的属于气弱。凡是针刺胃里或寒或热的病症,都应多刺血络。并且必须间日一刺,直到把瘀血泻完为止。然后才察明病症的虚实,脉现青色而短的,是属于气衰的病人,如果对元气衰少很严重的病人使用了泻法,就会使他感到心里烦乱,烦乱至极就会跌倒,不能言语。对于这种已有烦闷感而尚未昏仆的病人,立即扶他坐下,呈半坐半卧位,再施以急救。

手太阴之别,名曰列缺。起于腕上分间,并太阴之经直入掌中,散入于鱼际。其病实,则手锐掌热[①];虚,则欠㰦,小便遗数。取之,去腕半寸。别走阳明也。

①手锐:手的锐骨部。

【译文】

手太阴经别出的络脉叫列缺。它起始于腕上的分肉之间,由此而与手太阴经经脉并行,直入手掌内侧,散布于鱼际的部位。倘若本络脉发病,其属于实证的,见腕后高骨及手掌发热;而其属于虚证的,见张口呵欠,小便不禁或频数。对于治疗这些病症,都可以取腕后一寸半的列缺穴。本络由此别走手阳明大肠经脉。

手少阴之别,名曰通里。去腕一寸半,别而上行,循经入于咽中,系舌本,属目系。其实则支隔①,虚则不能言。取之掌后一寸。别走太阳也。

【注释】

①支隔:指胸膈间支撑不舒。

【译文】

手少阴经的别出络脉,名叫通里。它从手掌后方距离腕关节一寸处别行分出,由此上行,循本经入于咽中,然后再向上循行而联系舌根,并连属于眼球内连于脑的脉络。本络脉发病,其属于实证的,出现胸膈间有支撑不舒之感;而其属于虚证的,出现不能言语。对于治疗这些病症,都可以取掌后一寸的通里穴。本络由此别走手太阳小肠经脉。

手心主之别,名曰内关。去腕二寸,出于两筋之间,别走少阳。循经以上,系于心,包络心系。实则心痛,虚则为烦心。取之两筋间也。

【译文】

手厥阴心包经的别出络脉,名叫内关。它在距离腕关节两寸处,从两筋的中间别行分出,由此再沿着手厥阴心包络经的正经向上走行,而联系于心,并包绕联络于心脏与其他脏腑相联系的脉络。倘若本络脉发病,其属于实证的,见心痛;而其属于虚证的,见心中烦乱。对于治疗这些病症,都可以取腕上二寸两筋间的内关穴。

手太阳之别,名曰支正。上腕五寸,内注少阴;其别者,上走肘,络肩髃。实则节弛肘废,虚则生肬①,小者如指痂疥。取之所别也。

【注释】
①肬:赘肉,"疣"的异体字。
【译文】
手太阳经的别出络脉,名叫支正。它从腕关节上方五寸的地方别行分出,由此再向内走行注于手少阴心经之中;它有一条别行的支脉,在支正穴处别行而出,此后就向上走行,到达肘部,然后再向上循行,而联络于肩髃穴所在的部位。倘若本络脉发病,其属于实证的,见骨节弛缓,肘关节萎废不用;而其属于虚证的会长赘肉,小的赘肉多如指间痂疥那样。治疗这些病症时,都可以取本经别出的络穴支正。

手阳明之别,名曰偏历。去腕三寸,别入太阴;其别者,上循臂,乘肩髃,上曲颊偏齿;其别者,入耳,合于宗脉①。实则龋齿耳聋,虚则齿寒痹隔②。取之所别也。

【注释】
①宗脉:分布在眼、耳等器官的,又由很多经脉汇聚而成的大脉。
②痹隔:指膈间闭塞不通。
【译文】
手阳明经的别出络脉,名叫偏历。它在手掌后方距离腕关节三寸的部位从本经分出,由此而别行并进入于手太阴肺经的经脉;它的一条别行的支脉,在偏历穴处别行而出,然后就沿着手臂上行,经过肩髃穴所在的部位,再向上走行,而到达曲颊的部位,进而斜行到牙根部并联络之;它的另一条别出的支脉,走入耳中,而与耳部的宗脉相汇合。倘若本络脉发

灵枢

病,属于实证的,见龋齿,耳聋;而其属于虚证的,见齿寒,膈间闭塞不通。治疗这些病症时,都可以取本经别出的络穴偏历。

手少阳之别,名曰外关。去腕二寸,外绕臂,注胸中,合心主。病实则肘挛,虚则不收。取之所别也。

【译文】

手少阳经的别出络,脉名叫外关。它在手掌后方距离腕关节两寸的部位从本经分出,由此而向外绕行于臂部,然后再向上走行,注于胸中,而与手厥阴心包络经相汇合。倘若本络脉发病,其属于实证的,见肘关节拘挛;而其属于虚证的,见肘部弛缓不收。治疗这些病症时,都可以取本经别出的络穴外关。

足太阳之别,名曰飞阳。去踝七寸,别走少阴。实则鼽窒,头背痛;虚则鼽衄。取之所别也。

【译文】

太阳经的别出络脉,名叫飞阳。它在足之上方、距离外踝七寸的部位从本经分出,由此而别行并走向足少阴肾经的经脉。倘若本络脉发病,其属于实证的,会出现鼻流清涕、阻塞不通,头背疼痛;而其属于虚证的,会出现鼻流清涕或出血。治疗这些病症时,都可以取本经别出的络穴飞阳。

足少阳之别,名曰光明。去踝五寸,别走厥阴,下络足跗。实则厥,虚则痿躄①,坐不能起。取之所别也。

【注释】

①痿躄(bì):下肢痿软无力而不能活动行走。

【译文】

足少阳经的别出络脉,名叫光明。它在足之上方、距离外踝五寸的部位从本经分出,由此而别行并走向足厥阴肝经的经脉,然后再向下走行,而联络于足背部。倘若它发生病变，其属于实证的，就会出现下肢厥冷的症状；而其属于虚证的，就会出现下肢痿软无力以致难以步行，以及坐下后就不能再起立等症状。对于以上这些病症，都可以取用足少阳胆经的络脉从其本经所别出之处的络穴——光明穴来进行治疗。

足阳明之别，名曰丰隆。去踝八寸，别走太阴；其别者，循胫骨外廉，上络头项，合诸经之气，下络喉嗌。其病气逆则喉痹瘁瘖[1]。实则狂癫，虚则足不收，胫枯。取之所别也。

【注释】

①瘁瘖(yīn)：突然说不出来话。马元台："瘁，当作猝。"

【译文】

它在足之上方、距离外踝八寸的部位从本经分出，由此而别行并走向足太阴脾经的经脉；它有一条别行的支脉，在丰隆穴处别行而出，然后就沿着胫骨的外缘向上走行，一直走到头项部，与其他各经的经气相汇合，然后再向下走行，并最终联络于咽喉部。如果它的脉气向上逆行，就会导致咽喉肿闭，突然失音而不能言语等病症。如果它的经脉发生病变，其属于实证的，就会出现神志失常的癫狂症；而其属于虚证的，就会出现两足弛缓不收，小腿部肌肉枯萎等症状。对于以上这些病症，都可以取用足阳明胃经的络脉从其本经所别出之处的络穴——丰隆穴来进行治疗。

足太阴之别，名曰公孙。去本节之后一寸，别走阳明；其别者，入络肠胃。厥气上逆则霍乱。实则肠中切痛，虚则鼓胀。取之所别也。

【译文】

足太阴经的别出络脉，名叫公孙。它在足大趾本节后方一寸远的地方从本经分出，由此而别行并走向足阳明胃经的经脉；它有一条别行的支脉，向上走行，进入腹部而联络于肠胃。如果它的脉气厥逆上行，就会导致吐泻交作的霍乱证。如果它的经脉发生病变，其属于实证的，就会出现腹部痛如

灵枢

刀绞的病症；而其属于虚证的，就会出现腹胀如鼓的病症。对于以上这些病症，都可以取用足太阴脾经的络脉从其本经所别出之处的络穴——公孙穴来进行治疗。

足少阴之别，名曰大钟。当踝后绕跟，别走太阳；其别者，并经上走于心包，下贯腰脊。其病气逆则烦闷，实则闭癃，虚则腰痛。取之所别者也。

【译文】

足少阴经的别出络脉，名叫大钟。它从足内踝的后方别行分出，由此再环绕足跟至足的外侧，而走向足太阳膀胱经的经脉；它有一条别行的支脉，与足少阴肾经的正经并行而上，抵达心包络，然后再向外下方走行，贯穿腰脊。如果它的脉气上逆，就会出现心烦胸闷的症状。如果它的经脉发生病变，其属于实证的，就会出现二便不通的症状；而其属于虚证的，就会出现腰痛的症状。对于以上这些病症，都可以取用足少阴肾经的络脉从其本经所别出之处的络穴——大钟穴来进行治疗。

足厥阴之别，名曰蠡沟。去内踝五寸，别走少阳；其别者，经胫上睾，结于茎。其病气逆则睾肿卒疝。实则挺长，虚则暴痒。取之所别也。

【译文】

足厥阴经的别出络脉，名叫蠡沟。它在足之上方、距离内踝五寸的部位从本经分出，由此而别行并走向足少阳胆经的经脉；它有一条别行的支脉，经过胫部而上行至睾丸，并聚结于阴茎。如果它的脉气上逆，就会导致睾丸肿大，突发疝气。如果它的经脉发生病变，其属于实证的，就会导致阴茎勃起而不能回复；其属于虚证的，就会出现阴部奇痒难忍等症状。对于以上这些病症，都可以取用足厥阴肝经的络脉从其本经所别出之处的络穴——蠡沟穴来进行治疗。

任脉之别,名曰尾翳①。下鸠尾,散于腹。实则腹皮痛,虚则痒搔。取之所别也。

【注释】

①尾翳(yì):指鸠尾穴。杨上善:"尾则鸠尾,一名尾翳,是心之蔽骨。"

【译文】

任脉经的别出络脉,名叫尾翳。它起始于胸骨下方的鸠尾处,由此再向下散于腹部。倘若它发生病变,其属于实证的,就会出现腹部皮肤疼痛的症状;而其属于虚证的,就会出现腹部皮肤瘙痒的症状。对于以上这些病症,都可以取用任的络脉从其本经所别出之处的络穴——尾翳穴来进行治疗。

督脉之别,名曰长强。挟膂上项,散头上,下当肩胛左右,别走太阳,入贯膂。实则脊强,虚则头重。高摇之,挟脊之有过者。取之所别也。

【译文】

督脉经的别出络脉,名叫长强。它起始于尾骨尖下方的长强穴处,由此再夹着脊柱两旁的肌肉向上走行到项部,并散于头上,然后再向下走行到肩胛部的附近,此后就别行走向足太阳膀胱经,并深入体内,贯穿脊柱两旁的肌肉。倘若它发生病变,其属于实证的,就会出现脊柱强直以致不能俯仰的症状;而其属于虚证的,就会出现头部沉重、振摇不定等症状。以上这些症状都是由本条络脉之夹行于脊柱两侧的部分发生病变而引起的;对于这些病症,都可以取用督脉的络脉从其本经所别出之处的络穴—长强穴来进行治疗。

脾之大络,名曰大包。出渊腋下三寸,布胸胁。实则身尽痛,虚则百节尽皆纵。此脉若罗络之血者①,皆取之脾之大络脉也。

【注释】

①罗络之血者:大包穴附近出现网络状的血色斑纹。张景岳:"言此大络,包罗诸络之血。"

【译文】

足太阴脾经别出的最大络脉,名叫大包。它起始于渊腋穴下方三寸处,由此再散布于胸胁。倘若它发生病变,其属于实证的,就会出现全身各处都疼痛的症状;而其属于虚证的,就会出现周身骨节都弛纵无力的症状。此外,当它发生病变时,还会使大包穴附近出现网络状的血色斑纹。对于以上这些病症,都可以取用脾之大络从其本经所别出之处的络穴——大包穴来进行治疗。

凡此十五络者,实则必见,虚则必下。视之不见。求之上下。人经不同,络脉异所别也。

【译文】

以上所说的十五条络脉,它们在发病时,凡是属于脉气壅盛所致之实证的,其脉络都必然会变得明显突出而容易看到;凡是属于脉气虚弱所致之虚证的,其脉络都必然会变得空虚下陷而不易察知。如果在络穴所在部位的体表处看不到任何异常的现象,那么就应当到该穴所在部位的附近去仔细观察。人的形体有高矮胖瘦的区别,因而其经脉就会有长短的不同,而其络脉所别行分出的部位也就多少会有一些差异,所以医者在诊察病情时,都应当灵活变通,而不能执一而求。

营卫生会①

黄帝问于岐伯曰:人焉受气?阴阳焉会?何气为营?何气为卫?营安从生?卫于焉会?老壮不同气,阴阳异位,愿闻其会。

岐伯答曰:人受气于谷。谷入于胃,以传于肺,五脏六腑,皆以受气。其清者为营,浊者为卫。营在脉中,卫在脉外。营周不休,五十而复大会。阴阳相贯,如环无端。卫气行于阴二十五度,行于阳二十五度,分为昼夜。故气至阳而起,至阴而止。故曰:日中而阳陇为重阳,夜半而阴陇为重阴。故太阴主内,太阳主外。各行二十五度,分为昼夜。夜半为阴陇,夜半后而为阴衰,平旦阴尽,而阳受气矣。日中为阳陇[②],日西而阳衰。日入阳尽,而阴受气矣。夜半而大会,万民皆卧,命曰合阴。平旦阴尽而阳受气。如是无已,与天地同纪。

【注释】

①营卫生会:营卫来源于水谷精微,从脾胃生成,柔和的为营气,行于脉中;剽悍的为卫气,行于脉外。一昼夜,两者各行于阳二十五周次,行于阴二十五周次,黎明与日落的时候,交相出入,至半夜则大会于手太阴经。

②陇:隆盛。

【译文】

黄帝问岐伯说:人的精气是来自哪里的呢?阴阳是在哪里交汇?什么气叫作营气?什么气叫作卫气?营卫之气是从哪里生成的?卫气又是如何与营气交汇的?老年人和壮年人气的盛衰不相同,昼卫二气的运行部位也不同,我想知道他们是如何汇合的。

岐伯回答说:人身的营卫之气是由水谷产生的。当饮食进入胃中,化生为水谷精气,水谷精微就传给了肺,再借肺气的输布功能传送周身,从而五脏六腑都因此接受了营养。其水谷精气中清轻而富于营养作用者为营气,其中重浊而剽悍者为卫气。营气运行于经脉之中,卫气运行于经脉之外。营卫二气没有休止地循行运转,一昼夜运行人体五十周次,然后汇合一次。由此,沿着阴经阳经交替循环运转,没有终止。卫气的循行是夜间行于内脏二十五周次,白天循行于阳经也是二十五周次,以此而分出了昼夜。所以卫气的循行从属阳的头部起始,而到手足阴经为止。所以说:卫气行于阳经时,中午的时候阳气最盛,称为重阳;夜半行于阴经时,夜间的时候阴气最盛,称为重阴,太阴主持营气的运行,太阳主持卫气的运行,营气周流十二经,昼夜各二十五周次,卫气昼行于阳,夜行于阴,亦各二十五周次,划分昼夜各半。夜半是阴气最盛的时候,夜半过后阴气渐衰,待到黎明时阴气已衰尽,而阳气渐盛。中午阳气最盛为阳陇,夕阳西下时阳

灵枢

气渐衰,黄昏之时阳气已衰尽,而阴气渐盛。夜半时,营气和卫气皆在阴分运行,正是二者相互汇合的时候,人在这时都已经入睡了,因此称为合阴。到黎明的时候阴气衰尽,而阳气又开始运行。就是这样如此循行不止,和自然界日月运行的道理一样有规律。

黄帝曰:老人之不夜瞑者,何气使然? 少壮之人不昼瞑者,何气使然?

岐伯答曰:壮者之气血盛,其肌肉滑,气道通,营卫之行,不失其常,故昼精而夜瞑[1]。老者之气血衰,其肌肉枯,气道涩,五脏之气相搏,其营气衰少而卫气内伐[2],故昼不精,夜不瞑。

【注释】

[1]精:神清气爽,精神饱满。

[2]伐:指衰败。

【译文】

黄帝问:老人往往夜里入睡困难是什么原因造成的呢? 青壮年白天精力充沛,又是什么原理?

岐伯回答说:年轻力壮的人气血充盛,肌肉滑利,气道就通畅,营气、卫气的运行就会很正常,因此白天神清气爽精力充沛,夜里睡眠也安稳。老人的气血衰弱,肌肉枯槁,气道就涩滞不通,五脏之气不能相互沟通和协调,营气衰少,卫气内扰,营卫失调,因此白天神气不清爽,而夜里难以入睡。

黄帝曰:愿闻营卫之所行,皆何道从来?

岐伯答曰:营出于中焦,卫出于下焦。

黄帝曰:愿闻三焦之所出。

岐伯答曰:上焦出于胃上口,并咽以上,贯膈而布胸中,走腋,循太阴之分而行,还至阳明,上至舌,下足阳明。常与营俱行于阳二十五度,行于阴亦二十五度,一周也。故五十度而复大会于手太阴矣。

黄帝曰：人有热，饮食下胃，其气未定，汗则出，或出于面，或出于背，或出于身半，其不循卫气之道而出，何也？

岐伯曰：此外伤于风，内开腠理，毛蒸理泄，卫气走之，固不得循其道。此气慓悍滑疾，见开而出，故不得从其道，故命曰漏泄。

【译文】

黄帝问：我想知道营、卫二气的运行，都是从什么地方发出来的？

岐伯回答说：营气出自中焦，卫气出自上焦。

黄帝说：想听您说说三焦从何而起，又是如何运行的。

岐伯回答说：上焦之气从胃的上口发出，走咽部上行并布散于胸中，经过腋下，沿手太阴经的走向向手的方向运行，在手交汇于手阳明经，上行到达舌，又下交于足阳明胃经，循足阳明经运行。卫气与营气一样都是运行于阳分二十五周，运行于阴分二十五周，这就是昼夜一周的大循环。所以卫气五十周次行遍全身，再与营气大会于手太阴肺经。

黄帝说：有的人食用很热的饮食，饮食刚入胃，水谷精微之气还未化成，就先出汗了。有的是面部出汗，有的是背部出汗，有的是半身出汗，都不是按照卫气的化生和循行路线，是什么原因呢？

岐伯说：由于在外受到了风邪的侵袭，在内又受食热之气的影响以致腠理舒张，毛孔张大而汗液蒸腾，在肌表腠理疏松的地方，卫气流泄，也就不沿着它的流行道路走了。卫气性质剽悍滑利，行走迅速，遇到开泄的地方就会流泻而出，这种情况下不能从它正常运行之道而出，这就命名为漏泄。

黄帝曰：愿闻中焦之所出。

岐伯答曰：中焦亦并胃中，出上焦之后。此所受气者，泌糟粕，蒸津液，化其精微，上注于肺脉，乃化而为血。以奉生身，莫贵于此。故独得行于经隧，命曰营气。

黄帝曰：夫血之与气，异名同类，何谓也？

岐伯答曰：营卫者，精气也；血者，神气也。故血之与气，异名同类焉。故夺血者无汗，夺汗者无血。故人生有两死，而无两生。

【译文】

黄帝说:我想知道中焦之气是从什么地方发出的?

岐伯回答说:中焦也是出自胃的上口,在上焦之下。中焦所受的水谷之味,经过排泌糟粕,蒸发津液,而将化生精微,上注于肺脉,同时化生而为血液。以濡养全身,这种气是人身上最珍贵的物质,能够独自通行于十二经脉之中,名为营气。

黄帝说:血和气,虽名称不一样,但是同类,这是什么意思?

岐伯回答说:营气和卫气都是水谷精气化生成的;血是神气的物质基础,也是水谷精气化生,因此血与营卫之气,只是不同名,却是同一类的物质。因此失血过多的人,不能再发汗;脱汗而伤卫气的人也不能再用活血放血疗法。所以如果既脱汗又无血则死,仅有脱汗或仅有失血则尚有生机。

黄帝曰:愿闻下焦之所出。

岐伯答曰:下焦者,别回肠,注于膀胱,而渗入焉。故水谷者,常并居于胃中,成糟粕而俱下于大肠,而成下焦。渗而俱下,济泌别汁,循下焦而渗入膀胱焉。

黄帝曰:人饮酒,酒亦入胃,谷未熟而小便独先下,何也?

岐伯答曰:酒者,熟谷之液也,其气悍以清,故后谷而入,先谷而出焉。

黄帝曰:善。余闻上焦如雾,中焦如沤,下焦如渎,此之谓也。

【译文】

黄帝说:我想知道下焦是从什么地方发出的。

岐伯回答说:下焦是沿回肠曲折下行,至膀胱又将水液渗入其中的。所以人食入饮食水谷,一般是在胃中消化的,经过脾胃消化之后形成了糟粕,向下全部输送到大肠。同时其中还有水液在不断地过滤,清者即水液渗入膀胱,浊者就是糟粕而归入大肠。

黄帝说:人喝酒的时候,酒与水谷一同入于胃中,但是为什么水谷尚未运化完,而小便已经先下来了呢?

黄帝内经

岐伯回答说：酒是粮食发酵酿成的液体，其气剽悍滑利，所以即使是在水谷之后食入，但在食物消化完之前就成为水液排出了。

黄帝说：太好了。我明白了上焦像雾一样，轻清弥漫，灌溉全身；中焦像沤物池一样，下焦像水沟一样不断地将水液和糟粕排出体外，这就是三焦的功能和特点。

师传

黄帝曰：余闻先师，有所心藏，弗著于方①。余愿闻而藏之，则而行之。上以治民，下以治身，使百姓无病。上下和亲，德泽下流。子孙无忧，传于后世。无有终时，可得闻乎？

岐伯曰：远乎哉问也！夫治民与自治，治彼与治此，治小与治大，治国与治家，未有逆而能治之也，夫惟顺而已矣。顺者，非独阴阳脉论气之逆顺也，百姓人民皆欲顺其志也。

【注释】
①方：古代书写所用的木板。
【译文】
黄帝说：我听说先师有许多医学心得，没记载到书籍中。我愿意听听这些心得并把它铭记在心，以便作为准则加以奉行。这样，既可以治疗民众之疾病，又可以保养自己的身体。使百姓免受疾病之苦，所有的人都身体健康、精神愉快。并让这些宝贵经验永远造福于后代，使后世的人们不必担心疾病的困扰。你能把这些宝贵经验讲给我听吗？

岐伯说：你所提的问题意义很深远！无论治民和治己，治彼和治此，治理大事小事以及治国理家，没有违背常规而能治理好的，只有顺应其内在的客观规律，才能处理好各种事情。所谓的顺，不仅是指阴阳、经脉、气血循行的顺逆，还包括了广大人民的情志顺逆。

黄帝曰：顺之奈何？
岐伯曰：入国问俗，入家问讳，上堂问礼，临病人问所便①。

灵枢

黄帝曰:便病人奈何?

岐伯曰:夫中热消瘅则便寒,寒中之属则便热。胃中热则消谷,令人悬心善饥。脐以上皮热,肠中热,则出黄如糜。脐以下皮寒,肠中寒,则肠鸣飧泄。胃中寒,肠中热,则胀而且泄。胃中热,肠中寒,则疾饥,小腹痛胀。

【注释】

①便:病人的好恶。张景岳:"便者,相宜也。有居处之宜否,有动静之宜否,有阴阳之宜否,有寒热之宜否,有性情之宜否,有味气之宜否。临病人而失其宜,施治必相左矣。故必问病人之所便,是皆取顺之道也。"

【译文】

黄帝问:怎样才能做到顺应呢?

岐伯说:当进入一个国家,要首先了解当地的风俗习惯;到了一个家庭,应当首先了解人家有什么忌讳;进入别人的居室,要问清礼节;临症时,要问清病人的喜好,以便更好地诊治疾病。

黄帝问:怎样通过了解病人的好恶来诊察疾病的性质?

岐伯说:因内热而致多食易饥的消渴病,病人喜欢寒,得寒就会感到舒适;属于寒邪内侵一类的病,病人喜欢热,得到热就会感到舒适;胃中有热邪,则饮食物容易消化,使病人常有饥饿和胃中空虚难忍的感觉,同时感到脐以上腹部的皮肤发热;肠中有热邪积滞则排泄黄色如稀粥样的粪便,脐以下小腹部有发热的感觉;胃中有寒邪,则出现腹胀;肠中有寒邪则出现肠鸣腹泻及粪便中有不消化的食物。胃中有寒邪而肠中有热邪的寒热错杂证,则表现为腹胀而兼见泄泻;胃中有热邪而肠中有寒邪的寒热错杂证,则表现为容易饥饿而兼见小腹胀痛。根据这些,就能大致判定疾病的性质。

黄帝曰:胃欲寒饮,肠欲热饮,两者相逆,便之奈何? 且夫王公大人血食之君,骄恣从欲,轻人,而无能禁之,禁之则逆其志,顺之则加其病,便之奈何? 治之何先?

岐伯曰:人之情,莫不恶死而乐生。告之以其败,语之以其善,导之以其所便,开之以其所苦。虽有无道之人,恶有不听者乎?

【译文】

黄帝问:胃中有热而欲得寒饮,肠中有寒而欲得热饮,二者相互矛盾。遇到这种情况怎样做才能顺应病情呢?还有那些有着高官厚禄、生活优裕的人,骄横自大,恣意妄行,轻视别人而不肯接受规劝,如果规劝他遵守医嘱就会违背他的意愿,但如果顺从他的意愿,就会加重其病情,在这种情况下,又应当如何处置呢?

岐伯说:愿意生存而害怕死亡,是人之常情,因此,应当对病人进行说服和开导,告诉他们不遵守医嘱的危害,说清楚遵从医嘱对恢复健康的好处。同时诱导病人接受适宜他的养生和保健方法,指明任何不适应疾病恢复的行为都只会带来更大的痛苦,照这样去做的话,即使再不通情理的人也不会不听从吧?

黄帝曰:治之奈何?
岐伯曰:春夏先治其标,后治其本;秋冬先治其本,后治其标。

【译文】

黄帝问:那怎样治疗呢?

岐伯说:春夏之际,阳气充沛体表,应先治其在外的标病,后治其在内的本病;秋冬之际,精气敛藏于内,应先治其在内的本病,而后治其在外的标病。

黄帝曰:便其相逆者奈何①?
岐伯曰:便此者,食饮衣服,亦欲适寒温。寒无凄怆②,暑无出汗。食饮者,热无灼灼③,寒无沧沧④,寒温中适。故气将持。乃不致邪僻也。

【注释】

①便其相逆:性情与病情相矛盾。张景岳:"谓于不可顺之中,而复有

147

不得不委曲,以便其情者也。"

②凄怆:着凉。

③灼灼:食物过热。灼,烧。

④沧沧:食物过凉。沧,寒冷。

【译文】

黄帝问:对于那种性情与病情相矛盾的情况,应当如何处置才合适呢?

岐伯说:在这种情况下,要让病人调整饮食起居,顺应天气变化。天冷时,应当加厚衣服而不要着凉;天热时,当减少衣服而不要热得出汗,饮食也不要过冷过热,而应寒热适中。由此,人的正气就能固守于体内,邪气就不会进一步侵害人体了。

黄帝曰:《本脏》以身形支节腘肉①,候五脏六腑之小大焉。今夫王公大人,临朝即位之君而问焉,谁可扪循之而后答乎?

岐伯曰:身形支节者,脏腑之盖也②,非面部之阅也③。

【注释】

①《本脏》:指《黄帝内经·本脏》篇。

②脏腑之盖:覆盖在五脏六腑的外围组织。

③阅:观察。

【译文】

黄帝说:《本脏》篇中提到根据人体的外形和四肢、关节及隆起的肌肉,可以测知五脏六腑的大小。但是如果在位的统治者以及地位显贵的王公大人想知道自己的身体情况,谁又敢抚摸他们的身体进行检查,然后再答复他们呢?

岐伯说:形体、四肢、关节是覆盖在五脏六腑的外围组织,和内脏有一定的关系,这与直接观察面部情况的方法不同,但对于这些人还是可以采用望面部的方法来进行推断。

黄帝曰:五脏之气,阅于面者,余已知之矣,以肢节而阅之奈何？

岐伯曰：五脏六腑者，肺为之盖，巨肩陷咽，候见其外①。

黄帝曰：善。

岐伯曰：五脏六腑，心为之主，缺盆为之道，骬骨有余②，以候
𩩲骬。

黄帝曰：善。

岐伯曰：肝主为将，使之候外，欲知坚固，视目小大。

黄帝曰：善。

岐伯曰：脾主为卫，使之迎粮③，视唇舌好恶，以知吉凶。

黄帝曰：善。

岐伯曰：肾主为外，使之远听，视耳好恶，以知其性。

【注释】

①巨肩陷咽，候见其外：可通过肩部的上下动态，咽部的升陷情况，来测知肺的虚实。张景岳："肩高胸突，其喉必缩，是为陷咽。"马元台："凡巨肩陷咽者，肺之小大高下、坚脆偏正可候矣。"

②骬(guā)：肩端骨。

③使之迎粮：接受饮食物。

【译文】

黄帝说：通过诊察面部色泽来推测五脏精气的方法，我已经知道了。那怎样根据形体肢节的情况推测内脏的情况呢？

岐伯说：五脏六腑中，肺的部位最高而为五脏六腑的华盖，则可通过肩部的上下动态，咽部的升陷情况，来测知肺的虚实。

黄帝说：对。

岐伯说：心为五脏六腑的主宰，缺盆为血脉运行的主要通路，观察缺盆两旁肩端骨距离的远近，再配合观察胸骨剑突的长短，就可以测知心脏的大小坚脆等情况。

黄帝说：对。

岐伯说：肝为将军之官，开窍于目，欲知肝脏的坚固情况，则可以通过观察眼睛的大小来进行判断。

黄帝说:对。

岐伯说:脾运化和输布水谷精微,从而具有充养人体而卫外的能力。它的强弱,可直接表现在食欲方面,所以通过观察唇舌口味的情况,可以推断脾病预后的好坏。

黄帝说:对。

岐伯说:肾脏的功能表现在外的就是人的听觉,因此根据耳朵听力的强弱,就可以判断肾脏的虚实。

黄帝曰:善。愿闻六腑之候。

岐伯曰:六腑者,胃为之海,广骸、大颈、张胸①,五谷乃容;鼻隧以长,以候大肠;唇厚、人中长,以候小肠;目下果大②,其胆乃横;鼻孔在外,膀胱漏泄,鼻柱中央起,三焦乃约。此所以候六腑者也。上下三等,脏安且良矣。

【注释】

①广骸:形容骨骼宽大。骸,骨骼。

②目下果:下眼皮。果,通"裹"。

【译文】

黄帝说:对。我还想听你再讲一下测候六腑的方法?

岐伯说:测候六腑的方法如下胃为水谷之海,是容纳水饮食物的器官,如果颊部肌肉丰满、颈部粗壮、胸部宽阔,胃容纳水谷的量就多。鼻道深长,可以推测大肠的功能正常。口唇厚,人中沟长,可推测小肠的功能正常。下眼睑大,胆气就强。鼻孔向外掀,则膀胱不能够正常地存储尿液而致小便漏泄。鼻梁中央高起的,则三焦固密功能正常。这些就是用来测候六腑情况的方法。总之,面部的上、中、下三部相等,则内脏功能正常而安定。

海论

黄帝问于岐伯曰:余闻刺法于夫子,夫子之所言,不离于营卫血气。夫十二经脉,内属于腑脏,外络于肢节,夫子乃合之于四海乎?

岐伯答曰:人亦有四海、十二经水^①。经水者,皆注于海,海有东西南北,命曰四海。

黄帝曰:以人应之奈何?

岐伯曰:人有髓海,有血海,有气海,有水谷之海,凡此四者,以应四海也。

【注释】

①四海:自然界有东西南北四个海,称为四海,河水都要流注到海中。而人身体有髓、气、血以及饮食物也有其汇聚之处,故比喻为"四海"。有髓海(脑)、血海(冲脉)、气海(膻中)、水谷之海(胃)。

【译文】

黄帝问岐伯说:我听您讲过刺法,所讲内容离不开营卫气血。那么运行营卫气血的十二经脉,在内连属于五脏六腑,在外维系四肢关节,能把十二经脉与四海结合起来谈一下吗?

岐伯回答说:自然界有东西南北四个海,称为四海,河水都要流注到海中。人体也有像自然界那样的四海和十二条大的河流。称为四海和十二经脉。

黄帝问:人体四海怎样和自然界的四海相应呢?

岐伯说:人体有髓海、血海、气海和水谷之海,这四海与自然界的四海相应。

黄帝曰:远乎哉!夫子之合人天地四海也。愿闻应之奈何?

岐伯答曰:必先明知阴阳表里荥输所在^①,四海定矣。

【注释】

①荥输:经脉的流行输注。

【译文】

黄帝说:这个问题真深远啊!您把人体的四海与自然界的四海联系

起来,我想听一下它们之间到底是如何相应的呢?

岐伯说:必须首先明确地了解人身的阴阳、表里和经脉的流行输注的具体部位,然后才可以确定人身的四海。

黄帝曰:定之奈何?

岐伯曰:胃者,水谷之海,其输上在气街,下至三里;冲脉者,为十二经之海,其输上在于大抒,下出于巨虚之上下廉;膻中者,为气之海,其输上在于柱骨之上下,前在于人迎;脑为髓之海,其输上在于其盖,下在风府。

【译文】

黄帝问:四海及其重要经脉的部位是怎样确定呢?岐伯说:胃的功能是接受容纳饮食物,是气血生化之源,故称为水谷之海,它的输穴部位,在上部是气冲穴,下部是足三里穴;冲脉与十二经脉有密切联系,可以灌注五脏六腑和阴阳诸脉,故称为十二经之海,它的输穴部位,在上部是大抒穴,在下部是上巨虚和下巨虚;膻中是宗气汇聚的地方,所以称为气海。它的输穴部位,在上部是天柱骨(第七颈椎)上边的哑门穴和天柱骨下边的大椎穴,在前部是人迎穴;髓充满于脑,所以称为髓海。它的输穴部位在上是头顶正中的百会穴,下边是风府穴。

黄帝曰:凡此四海者,何利何害?何生何败?

岐伯曰:得顺者生,得逆者败;知调者利,不知调者害。

【译文】

黄帝说:以上这四海的功能,对于人体什么样算是正常?什么样才算是反常呢?怎样才能促进人的生命活动?怎样就会使人体虚弱衰败呢?

岐伯说:四海功能正常,就会促进人体的生命活动;四海功能失常,就会使生命活动受到损害。懂得调养四海的,就有利于健康,不懂得调养四海的,就有害于健康。

黄帝曰:四海之逆顺奈何①?

岐伯曰:气海有余者,气满胸中,悗息面赤;气海不足,则气少不足以言。血海有余,则常想其身大,怫然不知其所病;血海不足,亦常想其身小,狭然不知其所病。水谷之海有余,则腹满;水谷之海不足,则饥不受谷食。髓海有余,则轻劲多力,自过其度②;髓海不足,则脑转耳鸣,胫痠眩冒,目无所见,懈怠安卧。

【注释】

①逆顺:正常、反常,虽有病但趋向好转者为顺;发生病变甚至逐渐恶化的为逆。

②自过其度:其动作显得轻巧敏捷,皆非平日所能达到。四海之有余不足共八条,唯有"髓海有余"而见"轻劲有力,自过其度"一条,诸家都认为是无病之象。

【译文】

黄帝问:人身四海的正常、反常有什么样的表现呢?

岐伯说:气海邪气亢盛,就会出现胸中满闷,呼吸喘促,面色红赤;气海不足,就会出现呼吸短浅,讲话无力。血海邪气亢盛,就会觉得自己身体胀大,郁闷不舒,但也不知道是什么病;血海不足,总是觉得自己身体狭小,意志消沉,但是也说不出患了什么病。水谷之海邪气亢盛,就会出现腹部胀满;水谷之海不足,就会出现即使感觉到饥饿也不愿意饮食。髓海邪气亢盛则狂躁妄动,举止失常,其动作显得轻巧敏捷,皆非平日所能达到;髓海不足。就会出现头晕耳鸣,腿疲软无力,眼目昏花而头昏闷,身体疲倦乏力嗜睡。

黄帝曰:余已闻逆顺,调之奈何?

岐伯曰:审守其输①,而调其虚实,无犯其害。顺者得复,逆者必败。

黄帝曰:善。

灵枢

153

①审守其输:仔细地审查并掌握四海的输注部位。

【译文】

黄帝问:我已经了解四海正常、反常的表现了,那么又如何调理治疗四海异常呢?

岐伯说:应当仔细地审查并掌握四海的输注部位来调理治疗四海的偏虚偏实的病症,补虚泻实,切忌不要违背虚证用补法和实证用泻法的治疗原则。能够遵循这样的治疗法则,人体就能健康;违背这样的治疗规律,人体就会败坏无救。

黄帝说:说得很好。

逆顺肥瘦

黄帝问于岐伯曰:余闻针道于夫子,众多毕悉矣。夫子之道应若失,而据未有坚然者也①。夫子之问学熟乎,将审察于物而心生之乎?

岐伯曰:圣人之为道者,上合于天,下合于地,中合于人事。必有明法,以起度数、法式检押,乃后可传焉。故匠人不能释尺寸而意短长,废绳墨而起平木也;工人不能置规而为圆,去矩而为方。知用此者,固自然之物,易用之教,逆顺之常也②。

【注释】

①坚然:病症顽固难愈。

②逆顺:是中国古代哲学和中国古代医学的重要范畴。所谓"逆",是与自然规律相反,"顺"就是与自然规律相顺应。此逆顺是指十二经脉走向与气血运行的逆顺规律。

【译文】

黄帝问岐伯说:我从您那里已经了解到很多针刺规律。按照您所谈的这些道理运用时,经常手到病除,从来没有祛除不了的顽固病症。那您的知识是勤学好问得来的,还是通过仔细观察事物后思考得来的呢?

岐伯说:圣人认识事物的规律,要符合天地自然与社会人事的变化规律,而且一定要有明确的法则,这就形成人们应该遵循的方式、方法和规则,这样才可以流传于后世。所以犹如匠人不能脱离尺寸而随意猜测物体的长短,放弃绳墨去寻求物体的平直;工人不能搁置圆规去制成圆形,放弃矩尺而制成方形。懂得了运用这些法则,就能了解事物本身固有的自然特性,灵活地运用这些法则,就能掌握事物正常和反常的变化规律。

黄帝曰:愿闻自然奈何。

岐伯曰:临深决水,不用功力,而水可竭也;循掘决冲,而经可通也。此言气之滑涩,血之清浊,行之逆顺也。

【译文】

黄帝问:我想听听是如何适应事物的自然特性,希望听听自然之道是怎样的。

岐伯说:从深处决堤放水,不用很大的功力就可以把水放完;只要循着地下的通道开决水道,则水就容易通开。同样对于人体来说,气有滑涩的不同,血有清浊的区别,经脉运行有逆顺的变化,所以应当掌握其特点,因势利导地治疗。

黄帝曰:愿闻人之白黑肥瘦少长,各有数乎?

岐伯曰:年质壮大,血气充盈,肤革坚固,因加以邪。刺此者,深而留之,此肥人也。广肩腋项,肉薄厚皮而黑色,唇临临然[1],其血黑以浊,其气涩以迟。其为人也,贪于取与。刺此者,深而留之,多益其数也。

【注释】

[1]唇临临然:口唇肥厚而下垂。《广雅·释诂》:"临,大也。"大,引申为厚意。

【译文】

黄帝说:人有皮肤黑白、形体胖瘦、年龄长幼的不同,那在针刺的深浅和次数方面有一定的标准吗?

岐伯说:体质强壮的壮年人,血气充盛,皮肤坚固,感受病邪时,应该采取深刺的方法、长时间留针,这是适用于肥壮之人。有另一种人,肩腋部开阔,颈项肌肉瘦薄、皮肤厚而色黑,唇厚肥大,血液色黑而浊,气行涩迟缓慢。性格好胜而勇于进取,慷慨乐施。针刺的方法是应该深刺,留针,并增加针刺的次数。

黄帝曰:刺瘦人奈何?

岐伯曰:瘦人者,皮薄色少,肉廉廉然①,薄唇轻言。其血清气滑,易脱于气,易损于血。刺此者,浅而疾之。

【注释】

①廉廉然:肌肉瘦薄的样子。

【译文】

黄帝问:针刺瘦人又是用什么针法呢?

岐伯说:瘦人皮薄而颜色淡,肌肉消瘦,口唇薄,说话语声低。这样的人的血清稀而气行滑利,气、血都容易散失、损耗。针刺的方法应该是浅刺而急速出针。

黄帝曰:刺常人奈何?

岐伯曰:视其白黑,各为调之。其端正敦厚者,其血气和调,刺此者,无失常数也。

【译文】

黄帝问:针刺一般人用什么针法呢?

岐伯说:要辨别他肤色的白黑,并分别进行调治。对于端正纯厚的人,因血气和调,针刺时就依据一般的针法标准。

黄帝曰:刺壮士真骨者奈何?

岐伯曰:刺壮士真骨①,坚肉缓节监监然②。此人重则气涩血浊,刺此者,深而留之,多益其数。劲则气滑血清,刺此者,浅而疾之。

【注释】

①真骨:坚实的骨骼。

②坚肉:肌肉结实。缓节:关节舒缓。监监然:骨节突出显露。

【译文】

黄帝问:针刺身体强壮、骨骼坚硬的人用什么针法呢?

岐伯说:身体强壮的人、骨骼坚硬,肌肉结实,关节舒缓,骨节突出显露。这样的人如果是性情稳重的,多属于气涩血浊,针刺的方法就当深刺而留针时间长,并增加针刺的次数。如果是性情好动的,气滑而血清,针刺的方法就当浅刺而迅速出针。

黄帝曰:刺婴儿奈何?

岐伯曰:婴儿者,其肉脆血少气弱,刺此者,以毫针,浅刺而疾发针,日再可也。

【译文】

黄帝问:那么针刺婴儿用什么针法呢?

岐伯说:婴儿的肌肉脆薄而血少气弱,针刺的方法用该用毫针,并浅刺快出,一天可以针刺两次。

黄帝曰:临深决水,奈何?

岐伯曰:血清气滑,疾泻之,则气竭焉。

黄帝曰:循掘决冲,奈何?

岐伯曰:血浊气涩,疾泻之,则经可通也。

【译文】

黄帝问:运用针刺时如遇前面所说的"临深决水"相类似的情况应当怎么办?

灵枢

岐伯说:血液清稀而气行滑利的人,如果采用疾泻法,就会使其真气耗竭。

黄帝问:那如遇前面所说的"循掘决冲"的那种情况,又应当怎么办?

岐伯答说:血稠浊而气涩的人,针刺方法可以用疾泻,这样就会使通畅气机。

黄帝曰:脉行之逆顺①,奈何?

岐伯曰:手之三阴,从脏走手;手之三阳,从手走头;足之三阳,从头走足;足之三阴,从足走腹。

【注释】

①脉行之逆顺:经脉循行的逆顺。杨上善:"脉从身出向四肢为顺,从四肢上身为逆也。"

【译文】

黄帝问:经脉循行的逆顺是什么情况呢?

岐伯说:手三阴经脉都是从内脏走向手部;手三阳经脉都是从手部走向头部;足三阳经脉都是从头部走向足部;足三阴经脉都是从足部走向腹部。

黄帝曰:少阴之脉独下行,何也?

岐伯曰:不然。夫冲脉者,五脏六腑之海也,五脏六腑皆禀焉。其上者,出于颃颡,渗诸阳,灌诸精;其下者,注少阴之大络,出于气街,循阴股内廉,入腘中,伏行骭骨内,下至内踝之后属而别;其下者,并于少阴之经,渗三阴;其前者,伏行出跗属,下循跗入大指间,渗诸络而温肌肉。故别络结则跗上不动,不动则厥,厥则寒矣。

【译文】

黄帝问:足三阴经既然都是上行到腹的,只有足少阴经脉下行,这是为什么呢?

岐伯说:不是你说的这样,那不是足少阴经而是冲脉。冲脉是五脏六腑经脉气血汇聚之处，五脏六腑都禀受冲脉气血的濡养。冲脉上行的部分，在咽上部上面的后鼻道附近出于体表，然后渗入阳经，向其灌注精气；冲脉下行的部分，注入足少阴经的大络，从气街出于体表，沿大腿内侧下行，进入膝腘窝中，伏行于胫骨之内，再下行至内踝后的跟骨上缘而别行分为二支；向下行的分支，与足少阴经相并行，同时将精气灌注于三阴经；其向前行的一支，从内踝后的深部出于跟骨结节上缘，向下沿着足背进入足大趾间，将精气渗注到络脉中而温养肌肉。所以当与冲脉相连的络脉瘀结不通时，足背上的脉搏跳动就会消失，这是由于经气厥逆，从而发生局部的足胫寒冷。

黄帝曰：何以明之？

岐伯曰：以言导之，切而验之，其非必动，然后乃可明逆顺之行也。

黄帝曰：窘乎哉！圣人之为道也，明于日月，微于毫厘，其非夫子，孰能道之也。

【译文】

黄帝问：怎样查明经脉气血的逆顺呢？

岐伯说：在检查病人的时候，首先要用言语开导问清症状，然后切足背部脉搏来验其是否跳动。如果不是经气厥逆。足背的动脉就一定会搏动，这样就可以明确经脉气血循行逆顺的情况了。

黄帝说：这个问题真难解答啊！圣人所归纳的这些规律，比日月的光辉还明亮，比毫厘之物还细微，若不是先生您，谁还能阐明这样的道理呢！

病传

黄帝曰：余受九针于夫子，而私览于诸方。或有导引行气①，乔摩、灸、熨、刺、焫、饮药②。之一者可独守耶，将尽行之乎？

岐伯曰：诸方者，众人之方也，非一人之所尽行也。

①导引行气:治疗方法。自摩自捏,屈伸手足而除劳去烦,为导引。通过这种方法达到行气活血,强筋壮骨的目的,曰"导引行气"。

②乔摩:按摩、推拿。

【译文】

黄帝问:我从您那里学到了九针知识,而自己在阅读医书时看到治疗疾病的方法,有的运用导引行气,有的运用按摩、灸法、温熨、针刺、火针和汤药等某一种方法。在运用这些方法的时候,是只采用一种方法呢,还是把所有的方法都使用上呢?

岐伯说:以上那些方法,是根据众多人所患多种疾病采用的不同方法,不是一个人患一种疾病就施用所有的方法。

黄帝曰:此乃所谓守一勿失,万物毕者也。今余已闻阴阳之要,虚实之理,倾移之过,可治之属。愿闻病之变化,淫传绝败而不可治者,可得闻乎?

岐伯曰:要乎哉问!道,昭乎其如日醒;窘乎其如夜瞑。能被而服之,神与俱成。毕将服之,神自得之。生神之理,可著于竹帛,不可传于子孙。

【译文】

黄帝问:这就是通常所说的,掌握了一个总的原则而不违就能够处理各种复杂而具体的事物。现在我已经懂得了阴阳的要点,虚实的道理,由阴阳气血盛衰导致疾病的病理及能够治愈的疾病,我还想了解一下疾病的变化,以及其演变导致脏气衰竭而成为不能治疗的疾病的情况,能讲给我听听吗?

岐伯说:您所问的问题很重要啊!对于医学道理,如果明白了,就好像白天醒着一样清楚,如果不明白,就好像夜间睡觉一样昏昧。能够全面掌握医学知识,并正确地应用于实际,在学习和实践中,认真研究体检,就能全部理解,医术自然会达到极高的水平,而达到极高水平的道理,应该写在竹帛上广泛流传,不应该只传给自己的后代据为己有。

黄帝内经

黄帝曰:何谓日醒?

岐伯曰:明于阴阳,如惑之解,如醉之醒。

黄帝曰:何谓夜瞑?

岐伯曰:瘖乎其无声,漠乎其无形。折毛发理,正气横倾。淫邪泮衍,血脉传溜。大气入藏,腹痛下淫①。可以致死,不可以致生。

【注释】

①下淫:下焦经气逆乱。淫,逆乱。

【译文】

黄帝问:什么叫白天醒着一样清楚呢?

岐伯说:明白了阴阳的道理,就好像解开了疑惑,从醉酒醒来一样。

黄帝问:什么是像夜间睡觉一样昏昧呢?

岐伯说:不明医理,就好像安静得毫无声响,散漫得没有一丝形迹。其人人体毛发折断,腠理疏松开泄,正气外散而出现偏颇,亢盛的邪气蔓延扩散,通过血脉而内传到五脏,就会出现腹痛,精气下溢等病症。此时已到了邪盛正虚的严重阶段,即使施用正确方法也会死亡而不能救治了。

黄帝曰:大气入藏,奈何?

岐伯曰:病先发于心,一日而之肺,三日而之肝,五日而之脾。三日不已,死。冬夜半,夏日中。

【译文】

黄帝问:亢盛的邪气侵入五脏的情况是怎样呢?

岐伯说:邪气首先侵入心而发病的,经过一天就会传到肺,再经过三天传到肝,再经过五天传到脾,如果再经过三天还不能治愈,就会死亡。发生在冬季的,半夜死亡,发生在夏季的,中午死亡。

病先发于肺,三日而之肝,一日而之脾,五日而之胃。十日不已,死。冬日入,夏日出。

灵枢

【译文】

邪气首先侵入肺而发病的,经过三日就会传到肝脏,再经过一天传到脾脏,再经过五日传到胃腑。如果再过十日病还不好,就会死亡。发生在冬季的,日没时死亡,发生在夏季的,日出时死亡。

病先发于肝,三日而之脾,五日而之胃,三日而之肾。三日不已,死。冬日入,夏早食。

【译文】

邪气首先侵入肝而发病的,经过三日就传到脾,经过五日,传到胃腑,再经过三日传到肾脏。如再过三日疾病还不好,就会死亡。发生在冬季的,日落时死亡,发生在夏季的,早饭时死亡。

病先发于脾,一日而之胃,二日而之肾,三日而之膀胱。十日不已,死。冬人定①,夏晏食。

【注释】

①人定:十二时辰中的戌时。相当现在的下午7时至9时。

【译文】

邪气首先侵入脾而发病的,经过一日就能传到胃,再经过二日就传到肾脏,再经过三日传到膀胱。如再过十日还不痊愈,就会死亡。发生在冬季的,黄昏人们刚入睡时死亡,发生在夏季的,晚饭时死亡。

病先发于胃,五日而之肾,三日而之膀胱,五日而上之心。二日不已,死。冬夜半,夏日昳①。

【注释】

①日昳(dié):十二时辰的未时。即下午1时至3时。马元台:"夏之日昳在未,土气正衰,故夏死于昳也。"

邪气首先侵入胃而发病的,经过五日就能传到肾脏,再经过三日传到膀胱,再经过五日向上传到心。如果再经过二日还不能治愈,就会死亡。发生于冬季的,半夜死亡,发生在夏季的,午后死亡。

病先发于肾,三日而之膀胱,三日而上之心,三日而之小肠。三日不已,死。冬大晨①,夏晏晡②。

【注释】

①大晨:早晨天亮时,约寅时末卯时初,即早晨 5 时左右。马元台:"冬之大晨在寅末。"

②晏晡(bū):戌时。张景岳:"晏晡,戌时也。"

【译文】

疾病开始发生于肾的,过了三日,就传到膀胱,再过三日,向上传到心脏,传到小肠。如再过三日,还不好,就会死。冬季死在黎明,夏季死在夜间。

病先发于膀胱,五日而之肾,一日而之小肠,一日而之心。二日不已,死。冬鸡鸣,夏下晡①。

【注释】

①下晡:未时。张景岳:"夏之下晡在未。"

【译文】

邪气首先侵入膀胱而发病的,经过五天就会传到肾,再经过一天传到小肠,再经过一天传到心,如果再经过两天还不能治愈,就会死亡。发生在冬季的,早晨鸡鸣时死亡。发生在夏季的,午后死亡。

诸病以次相传,如是者,皆有死期,不可刺也!间一脏及至三四脏者,乃可刺也。

灵枢

以上各脏腑发生的疾病，都按照一定的次序传变，按照这个规律推算，各脏腑的病变都有特定的死亡时间，不能运用针刺方法治疗。间隔一脏，或者间隔二脏、三脏、四脏传变的，才能够运用针刺方法治疗。

外揣

黄帝曰：余闻九针九篇，余亲受其词，颇得其意。夫九针者，始于一而终于九，然未得其要道也。夫九针者，小之则无内，大之则无外，深不可为下，高不可为盖。恍惚无穷，流溢无极。余知其合于天道、人事、四时之变也。然余愿杂之毫毛，浑束为一，可乎？

岐伯曰：明乎哉问也！非独针道焉，夫治国亦然。

【译文】

黄帝说：我学习了关于九针的九篇文章，亲身领会了这一充满智慧的理论，比较深入地理解了其中的含义，可是九针的内容如此丰富，从一到九，层次繁复，道理深刻，准确地说，我还没有真正掌握其中的主要精神。九针的理论，可以说是精得不能再精，多得不能再多，深得不能再深，高得不能再高了。它的理论玄妙、庞杂而散漫，与自然、社会和四时变化等都有关联，我想把这些多如毫毛的论述，归纳成一个系统的体系，你看可以做到吗？

岐伯说：您对这个问题认识得很清楚了，不但九针的道理应该集中归纳成统一的体系，就连治理国家这样的大事，也应该这样做。

黄帝曰：余愿闻针道，非国事也。

岐伯曰：夫治国者，夫惟道焉。非道，何可小大深浅，杂合而为一乎？

【译文】

黄帝说：我想听的是用针的道理，而不是治国的方略。

岐伯说：治理国家也罢，用针也罢，都必须有统一的原则和法度。就治国的道理而言，没有统一的法度，怎么能够使小的、大的、浅的、深的等各种复杂的事物统一到一起呢？用针的道理也是如此。

黄帝曰：愿卒闻之。

岐伯曰：日与月焉，水与镜焉，鼓与响焉。夫日月之明，不失其影；水镜之察，不失其形；鼓响之应，不后其声。动摇则应和，尽得其情。

【译文】

黄帝说：那就请你把有关的问题都讲给我听吧。

岐伯说：事物之间，都有着密切的联系，比如日与月，水与镜，鼓和声等，日月照耀物体，马上就会有影的出现。水和镜都可以清楚地反映物体的形象，击鼓时会立刻发出响声。这些都说明，当一种变化出现时，马上就会引起一定的反应，就像影、形和声的出现一样。了解了这个道理，用针的理论也就明白了。

黄帝曰：窘乎哉！昭昭之明不可蔽。其不可蔽，不失阴阳也。合而察之，切而验之，见而得之，若清水明镜之不失其形也。五音不彰，五色不明，五脏波荡，若是则内外相袭①，若鼓之应桴，响之应声，影之似形。故远者司外揣内②，近者司内揣外。是谓阴阳之极，天地之盖。请藏之灵兰之室③，弗敢使泄也。

【注释】

①相袭：指相互影响。

②司外揣内：观察外表而推测内脏的病变。司，主事为司。揣，推测。

③灵兰之室：据说是黄帝藏书的地方。王冰："灵兰室，黄帝之书府也。"

【译文】

黄帝说：这真是个深奥难解的问题呀！然而，其中蕴含的道理却像日

灵枢

月的光辉一样明显可见,无从遮蔽,为什么这样说呢?这是因为它的理论没有离开阴阳这一天地间的规律。把临床的各种发现综合起来观察,用切诊来查验脉象的变化,用望诊来获知外部的征象,然后用阴阳进行分析归纳,得出结论,就像清水明镜反映物体形象一样的真切。比如,如果一个人声音沉滞而不响亮,面色晦暗无华,就说明他的内脏发生了病变。内部病变能够反映到外部,是因为人体阴阳内外相互影响的结果。这种情况就如同以槌击鼓立刻发出声响,以及人的身影和形体相随而又相似一样。从外部说,掌握了外部变化就可以测知内脏的疾病,从内部说,察知内脏的疾病,就可以推测外部的症候。这些道理是阴阳理论的精髓,是天地自然的规律。请让我把它珍藏在精雅的灵兰之室,永不外泄。

五色

雷公问于黄帝曰:五色独决于明堂乎?小子未知其所谓也。

黄帝曰:明堂者,鼻也;阙者,眉间也;庭者,颜也;蕃者,颊侧也;蔽者,耳门也。其间欲方大①,去之十步,皆见于外。如是者寿,必中百岁。

【注释】

①方大:宽大、端正、丰隆。

【译文】

雷公问黄帝说:观察面部的青、赤、黄、白、黑五色,仅是取决于明堂吗?我不太了解。

黄帝说:明堂就是鼻;阙就是两眉之间;天庭就是额部;蕃就是两颊之侧;蔽就是耳门前方的部位。以上所谈到的明堂、阙、庭、蕃、蔽这些部位的正常现象应该是端正丰厚,在十步之外还能看得清楚。如果观察到某个人有以上的表现,他的寿命一定会达到一百岁。

雷公曰:五官之辨奈何?

黄帝曰:明堂骨高以起,平以直。五藏次于中央,六府挟其两侧。首面上于阙庭,王宫在于下极。五藏安于胸中,真色以致,病色不见。明堂润泽以清。五官恶得无辨乎?

雷公曰:其不辨者,可得闻乎?

黄帝曰:五色之见也,各出其色部。部骨陷者,必不免于病矣。其色部乘袭者,虽病甚,不死矣。

雷公曰:官五色奈何?

黄帝曰:青黑为痛,黄赤为热,白为寒。是谓五官。

【译文】

雷公问:应怎样辨别五官各部的病色呢?

黄帝说:正常表现是鼻骨高起,端正而平直。五脏在面部的相应部位,依次排列在面部的中央,六腑在面部的相应部位,列于五脏部位的两旁。头面的情况反映在上的阙中和天庭;心的情况反映在两目之间的下极。胸腹中的五脏安定平和,五脏真气所化生的五色,正常地反映到面部,不出现异常的色泽,鼻部的色泽也明润。所以辨别脏腑的情况,怎么能不辨别面部五官的表现呢?

雷公问:您能给我讲讲不这样辨别的方法吗?

黄帝说:五脏病色在面部都有一定的显现部位,如果在某个部位出现不正气色,有深陷入骨的,就必然要患病。如果五色出现在相乘的部位上,即子色出现在母位,即使病情很重也不会死亡。

雷公问:怎样通过观察五色来诊察疾病呢?

黄帝说:青黑色主痛,黄赤色主热,白色主虚寒。这就是通过观察五色变化来推断疾病的大概情况。

雷公曰:病之益甚,与其方衰,如何?

黄帝曰:外内皆在焉。切其脉口滑小紧以沉者,病益甚,在中;人迎气大紧以浮者,其病益甚,在外。其脉口浮滑者,病日进;人迎沉而滑者,病日损。其脉口滑以沉者,病日进,在内;其人迎脉滑盛以浮者,其病日进,在外。脉之浮沉及人迎与寸口气小大等者,病易已。病之在脏,沉而大者,易已,小为逆;病在腑,浮而大者,其病易已。人迎盛坚者,伤于寒;气口盛坚者,伤于食。

【译文】

雷公问:怎样去认识疾病加重和病邪将衰呢?

黄帝说:疾病在人体的表里内外都可以发生,对疾病进退的推断应该色脉结合,全面诊察。切按病人的寸口脉,脉象滑、小、紧、沉的,其病会日趋严重,这是阴邪侵入五脏;人迎脉大,紧、浮的,其病情也会日趋严重,若寸口脉浮滑的,五脏的阴邪逐渐亢盛,病就会日渐加重;人迎脉沉而滑的,六腑的阳邪逐渐亢盛,病就会日渐轻减。如寸口脉滑而沉的,病就一天一天严重,属于五脏病;如人迎脉浮滑的,病也会一天一天严重,属于六腑病。如果人迎脉和寸脉的脉象浮沉、大小都一样,说明脏腑阳邪亢盛,疾病便难于治愈。疾病发生在五脏,如果脉现沉而大的,为正气充足,病就容易好;如果脉现沉而小的,是正气不足,就是逆象,疾病就难以治愈;疾病发生在六腑,若脉浮而大的,为正气充足,病就容易好。若见小脉,为正气虚不能抗邪,病难治。人迎主表,脉现盛大而坚的,主感受寒邪的外感病;寸口脉盛大坚实,主饮食不节的内伤病。

雷公曰:以色言病之间甚,奈何?

黄帝曰:其色粗以明①,沉夭者为甚②。其色上行者,病益甚,其色下行,如云彻散者,病方已。五色各有藏部③,有外部,有内部也。色从外部走内部者,其病从外走内;其色从内走外者,其病从内走外。病生于内者,先治其阴,后治其阳。反者益甚。其病生于阳者,先治其外,后治其内。反者益甚。其脉滑大以代而长者,病从外来。目有所见,志有所恶,此阳气之并也,可变而已。

【注释】

①色粗以明:色泽明润而含蓄。

②沉夭:色泽沉滞而枯槁。

③藏部:五色在面部的表现,均与脏腑所主相应部位有关。张志聪:"藏部,脏腑之分部也。"

雷公问:如何从面部病色来判断病情轻重?

黄帝说:如面部色泽微亮的,病轻,沉滞晦暗的,病重。五色从下向上蔓延,病就加重;五色从上向下,像浮云消散的,病就要好了。五色在面部的表现,均与脏腑所主相应部位有关,整个面部分为内外,属于外部的六腑,属于内部的五脏。如果五色的变化是从外部开始,逐渐发展到内部,则疾病的发生,是从六腑开始,而逐渐影响到五脏;如果病色从内部走向外部,是病邪从里出表,疾病则是从五脏开始,逐渐影响到六腑。疾病由五脏影响到六腑,应该先治其脏,后治其腑。治疗违背这个原则病就更加严重。疾病是由六腑而影响到五脏,就应当首先治疗六腑,然后治疗五脏,违背这个原则,疾病也会加重。若脉象滑大或代或长,为病邪从外而来。表现目有妄见,神志异常,这是由于阳邪侵入阳分而阳气过盛引起的,治疗时应泻阳补阴,疾病才能痊愈。

雷公曰:小子闻风者,百病之始也;厥逆者,寒湿之起也。别之奈何?

黄帝曰:常候阙中,薄泽为风^①,冲浊为痹^②,在地为厥^③。此其常也。各以其色言其病。

【注释】

①薄泽:指色泽浮露润泽。

②冲浊:色沉滞晦浊。冲,深。浊,浑浊不清。

③地:若色泽沉滞晦浊出现在地阁,则主厥症。

【译文】

雷公问:我听说风邪能引起百病;气血逆乱的痹证、厥证是由寒邪、湿邪引起的,应当怎样辨别呢?

黄帝说:一般通过观察眉间的气色,色现浮露润泽的是风病,沉滞晦浊的是痹病,若色泽沉滞晦浊出现在地阁是厥病,这是一般规律。总的说来,都是根据色泽的不同变化来说明病变。

灵枢

雷公曰:人不病卒死,何以知之?

黄帝曰:大气入于脏腑者^①,不病而卒死矣。

雷公曰:病小愈而卒死者,何以知之?

黄帝曰:赤色出两颧,大如母指者^②,病虽小愈,必卒死。黑色出于庭,大如母指,必不病而卒死。

【注释】

①大气:剧烈的邪气。张景岳:"大气,大邪之气也。大邪之入者,未有不由正气大虚而后邪得袭之,故致卒死。"

②大如母指:两颧出现拇指大小的赤色。

【译文】

雷公问:有人没有病象却突然死亡,是什么原因呢?

黄帝说:这是由于剧烈的邪气乘人体正气虚弱之时侵入脏腑,所以没有病象就突然死亡。

雷公问:病稍微见好的却突然死亡,怎样解释这种情况呢?

黄帝说:两颧出现拇指大小的赤色,病虽稍微好转,仍然会突然死亡;天庭出现拇指大小的黑色,虽没有明显病象,也会突然死亡。

雷公再拜曰:善哉! 其死有期乎?

黄帝曰:察色以言其时。

雷公曰:善乎! 愿卒闻之。

黄帝曰:庭者,首面也;阙上者,咽喉也;阙中者,肺也;下极者^①,心也;直下者^②,肝也;肝左者,胆也;下者^③,脾也;方上者^④,胃也;中央者^⑤,大肠也;挟大肠者,肾也;当肾者,脐也;面王以上者^⑥,小肠也;面王以下者,膀胱、子处也;颧者,肩也;颧后者,臂也;臂下者,手也;目内眦上者,膺乳也;挟绳而上者^⑦,背也;循牙车以下者^⑧,股也;中央者,膝也;膝以下者,胫也;当胫以下者,足也;巨分者^⑨,股里也;巨屈者^⑩,膝膑也。此五藏六府肢节之部也,各有部分。有部分,用阴和阳,用阳和阴。当明部分,万举万当。能别左右,是谓大道。男女异位,故曰阴阳。审察泽夭,谓之良工。

【注释】

①下极:指两目之间。

②直下:两目之间正下方的鼻柱部位。张景岳:"肝在心之下,故直下应肝。"指鼻柱部位应肝。

③下者:鼻头。

④方上:鼻翼。张景岳:"准头两旁为方上,即迎香之上,鼻隧是也。"

⑤中央:面颊的中央部位。张景岳:"中央者,面之中央,谓迎香之外,颧骨之下,大肠之应也。"

⑥面王:鼻尖。

⑦挟绳而上:面颊外侧耳边。马元台:"挟,近也,故近耳边直上之部分,所以候背之病。"绳,指耳边部位。蒋示吉:"绳,耳边也。耳边如绳突起,故曰绳。"

⑧牙车:沿着颊车向下。

⑨巨分:角的大纹处。

⑩巨屈:面颊下方曲骨的部位。

【译文】

雷公再拜问道:讲得好啊! 那猝死的人,死亡的时间有规律吗? 黄帝说:观察五色在面部的色泽变化,可以推测死亡的时日。

雷公说:好呀! 我想听您详细地谈一谈。

黄帝说:脏腑肢体与面部各位置的关系是这样的,天庭,部主头面病;眉心的上部主咽喉病;眉心部主肺脏病;两目之间主心脏病;两目之间直下方鼻柱的部位,主肝脏病;肝所主部位的左面,主胆病,鼻头主脾脏病;鼻翼主胃病;面颊的中央部位主大肠病;挟大肠所主部位的外侧,主肾脏病;在身体上肾与脐正相对,所以肾所主部位的下方,主脐部病;鼻头的外侧上方,主小肠病;鼻头下方的人中沟,主膀胱和子宫病;至于各部所主的四肢疾病,两颧反映主肩;两颧的外侧主臂;臂所主部位的下方主手;眼内角的上方主胸部和乳房的状况;面颊外侧耳边的上方应背;面颊外侧耳边的上方主大腿部;上下牙床中间部位,主膝部;膝所主部位的下方,主胫部;小腿所主部位的下方,主足部;口角的大纹处主大腿内侧;面颊下方曲骨的部位,主膝盖骨。以上是五脏、六腑和肢体分布在面部的情况,各有对应的部位。五脏六腑和肢体发生病变,在相应的部位便会出现色泽异常。全身在面部所主的位置确定后，就能够正确地诊断疾病了。在治疗时，阴衰而导致阳盛的，应当补阴以配阳。阳衰而导致阴盛者，则应当助阳以和阴。只要明确各部分所表现的色泽，就一定会恰当诊治不失。左右是阴阳升降的道路，所以能够辨别阳左阴右，就了解阴阳盛衰规律。男子和女子面部色泽上下移动的诊断意义是不同的，男子左为逆右为顺，女子右为逆左为顺，这是因为男女阴阳属性不同，在色诊的运用上，除了明确人体各部与面部相应位置的关系外，还要审察面部色泽的荣润与晦暗，从而诊断出疾病的好坏，这才是高明的医生。

沉浊为内，浮泽为外。黄赤为风，青黑为痛，白为寒。黄而膏润为脓，赤甚者为血。痛甚为挛，寒甚为皮不仁。五色各见其部，察其浮沉，以知浅深。察其泽夭，以观成败。察其散抟①，以知远近。视色上下，以知病处。积神于心，以知往今。故相气不微，不知是非。属意勿去，乃知新故。色明不粗，沉夭为甚，不明不泽，其病不甚。其色散，驹驹然②，未有聚；其病散而气痛，聚未成也。

【注释】

①抟(tuán)：结聚不散。

②驹驹然：逐渐消散。张景岳："稚马曰驹。驹驹然者，如驹无定，散而不聚之谓。故其为病尚散。"

【译文】

面色沉滞晦浊的主在里在脏的病，浅浮光亮的主在表在腑的病。色见黄赤主热证，色见青黑主痛证，色见白主寒证。色泽黄润，软如脂膏者是痈疡将要化脓，局部深红的是有瘀血未成脓。疼痛剧烈的就会拘挛，若寒邪甚就出现皮肤麻木。人体发生病变，面部就会出现相应位置的色变。观察面色的润泽与晦暗，就能推测疾病预后的好坏。观察五色的光润和枯滞，则能了解病情的或好或坏。观察五色的散在和聚结，则能了解病程的或远或近。观察五色的在上在下，则能了解病变部位。医生全神贯注地分析色泽的变化，就可以知道疾病以往的情况和当前的发展变化。因此如不仔细观察病色，就连正常和异常都不能分辨清楚。只有专心致志，毫不走神地分析研究,才能知道病情的过去和目前情况。面色虽然不明润光泽,但是没有沉滞枯槁现象的,病情不重。面色不呈现应有的明润,却见沉滞晦暗,病就严重;若其色散漫不聚的,病势也要消散,即使气滞不通而引起疼痛,也不会形成积聚。

肾乘心,心先病,肾为应。色皆如是。

【译文】

肾脏的邪气侵犯心脏,是因为心脏先患虚证,肾所主的黑色会出现在心所属的部位上。一般说,病色的出现,均可以依次类推。

男子色在于面王,为小腹痛,下为卵痛。其圜直为茎痛①。高为本,下为首②。狐疝㿉阴之属也③。

【注释】

①圜(yuán)直:人中沟。
②㿉(tuí)阴:阴囊肿大。

【译文】

男子病色出现在鼻头上,主小腹疼痛,向下牵引睾丸作痛。如病色出现在人中沟上,主阴茎作痛。出现在人中的上半部表现为茎根病痛;出现在人中下半部表现为主茎头作痛。这些都是属于狐疝、阴囊肿大类的病。

女子在于面王,为膀胱、子处之病。散为痛,抟为聚。方员左右,各如其色形。其随而下至胝为淫。有润如膏状,为暴食不洁。

【译文】

女子病色出现在鼻头上,主膀胱与子宫病变。病色散漫不收者的主痛,病色抟聚不散的主积聚。积聚的表现或方或圆,有的在左边,有的在右边,都是病色在外面所显现的形状。病色若随着下行至唇部,则表明患有自淫、带下污浊等病变。若兼见面色光润如脂的,是暴饮暴食,或是吃了不洁食物所引起的疾病。

左为左,右为右。其色有邪,聚散而不端。面色所指者也。色者,青、黑、赤、白、黄,皆端满有别乡。别乡赤者,其色赤,大如榆荚,在面王为不日。其色上锐,首空上向,下锐下向,在左右如法。以五色命藏,青为肝,赤为心,白为肺,黄为脾,黑为肾。肝合筋,心合脉,肺合皮,脾合肉,肾合骨也。

【译文】

面部色泽的异常变化与体内疾病发生的部位是一致的,病色见于左是左侧有病;病色见于右的是右侧有病。如面部色泽异常,如聚或散而不正的,一如面色所指,就可知道发病脏腑的位置。所谓五色,就是青色、黑色、赤色、白色、黄色,正常时它的色泽都是深浅适中而充满,分别表现在所属部位。异常情况下,色泽会发生变化,如赤色出现在心所属的部位,色深大如榆荚,主心发生病变。如果出现在鼻头,说明疾病在近日内就会发生。病色形状在上的尖锐,是表明头部气虚,病邪有向上发展的趋势;在下呈边缘尖锐,则身体下部正气虚弱,邪气有向下发展的趋势;左侧或右侧呈尖锐状,与上部和下部的诊断意义一致。就面部五色与五脏相应的关系来说:青色属肝,赤色属心,白色属肺,黄色属脾,黑色属肾。五脏又同外在组织相合,肝与筋相合,心与脉相合,肺与皮相合,脾与肉相合,肾与骨相合。

天年

黄帝问于岐伯曰:愿闻人之始生,何气筑为基?何立而为楯?何失而死?何得而生?

岐伯曰:以母为基,以父为楯。失神者死,得神者生也。

黄帝曰:何者为神?

岐伯曰:血气已和,荣卫已通,五脏已成,神气舍心,魂魄毕具,乃成为人。

黄帝问岐伯说:我想知道人在生命开始的时候,是以什么作为基础?是以什么作为屏障?失去了什么便会死亡?只有得到什么才能生存呢?

岐伯说:人体生命的开始,以母亲的阴血为基础,以父亲的阳精为外卫的屏障。失去了神气人就会死亡,保持了神气才能生存。

黄帝问:那什么叫神呢?

岐伯回答说:在母体中,随着胎儿的逐渐发育,血气便会和调,荣卫通畅,五脏形成时,便产生了神气,而后神气潜藏于心中,魂魄也由此具备,这才能构成一个健全的人。

黄帝曰:人之寿夭各不同,或夭或寿,或卒死,或病久,愿闻其道。

岐伯曰:五脏坚固,血脉和调。肌肉解利①,皮肤致密。营卫之行,不失其常。呼吸微徐②,气以度行。六腑化谷,津液布扬。各如其常,故能长久。

【注释】

①肌肉解利:就是形容肌肉之间,气行滑顺通利而没有涩滞的现象。解,气行之道开放。

②呼吸微徐:指气息调匀,不粗不疾。

【译文】

黄帝说:人的寿命长短各不相同,有的人命短,有的人寿长,有的人会患病突然死亡,有的人患病却迁延日久,我希望能听听其中的道理。

岐伯说:五脏形质强健而正常,血脉调和顺畅。肌肉滑润,皮肤致密。营卫之气的运行正常,呼吸调畅,经气按一定规律流行。六腑正常传化谷物,并将所化生的津液布散周身。以上身体各部的功能,都能正常活动,寿命就能长久了。

黄帝曰:人之寿百岁而死,何以致之?

岐伯曰:使道隧以长,基墙高以方①。通调营卫,三部三里起。

骨高肉满,百岁乃得终。

【注释】

①基墙高以方:有三说:一指明堂。基墙高大方正,为长寿的表现。如杨上善:"鼻之明堂,墙基高大方正,为寿二也。"二指面之地部为基,即地阁部位,墙是指蕃蔽而言。高以方,是指高厚方正的意思。三指面部而言,骨骼为基,蕃蔽为墙。

【译文】

黄帝问:如何知道人能活到百岁才死呢?

岐伯说:长寿的人,人中沟深邃而长,鼻、面部的颊侧和下颌等部位的骨高肉厚而且端正。营卫之气循行畅通,颜面上部的额角、中部的鼻和下部的下颌都隆起而不平陷,骨骼高大,肌肉丰满,有这种健壮的形体的人,是能活到一百岁才会死亡的象征。

黄帝曰:其气之盛衰,以至其死,可得闻乎?

岐伯曰:人生十岁,五脏始定,血气已通,其气在下,故好走。二十岁,血气始盛,肌肉方长,故好趋。三十岁,五脏大定,肌肉坚固,血脉盛满,故好步。四十岁,五脏六腑十二经脉,皆大盛以平定。腠理始疏,荣华颓落,发颇斑白,平盛不摇,故好坐。五十岁,肝气始衰,肝叶始薄,胆汁始减,目始不明。六十岁,心气始衰,苦忧悲,血气懈惰,故好卧。七十岁,脾气虚,皮肤枯。八十岁,肺气衰,魄离,故言善误。九十岁,肾气焦,四脏经脉空虚。百岁,五脏皆虚,神气皆去,形骸独居而终矣。

【译文】

黄帝问:人在一生中体气的盛衰,从幼年直到死亡时的表现,可以讲来听听吗?

岐伯说:人生长到十岁的时候,五脏发育开始健全,血气运行已经通畅,这时人体生长发育的根源是肾脏的精气,精气从下肢而上行,所以喜跑。到了二十岁的时候,血气运行开始旺盛,肌肉也趋于发达,所以行动敏捷,喜欢快走。到了三十岁的时候,五脏已经发育完全,肌肉坚实,血脉盛满,所以步履稳健而喜欢从容不迫地缓行。到了四十岁的时候,五脏六腑和十二经脉已发育健全,到了最旺盛阶段而逐渐衰退。腠理开始稀疏,颜面色泽逐渐衰落,发鬓斑白,因为精气平定盛满至极而开始衰减的缘故,精力已不十分充足,所以好坐而不想活动。到了五十岁的时候,肝气开始衰退,肝叶变瘦薄,胆汁逐渐减少,两眼开始昏花。到了六十岁的时候,心气开始衰退,神志的功能失常,经常有忧虑悲伤的情志改变,而血气运行不足而缓慢,所以喜欢躺卧。到了七十岁的时候,脾气虚弱,皮肤干枯而不润。到了八十岁的时候,肺气衰退,不能涵魂养魄而魂魄离散,所以时常言语错乱。到了九十岁的时候,肾气枯竭,肝、心、脾、肺四脏的经气也都空虚了。到了百岁的时候,五脏精气皆空了,所藏神气消散,这时只有形体躯壳存在,也就死亡了。

黄帝曰:其不能终寿而死者,何如?

岐伯曰:其五脏皆不坚,使道不长。空外以张,喘息暴疾。又卑基墙,薄脉少血,其肉不石。数中风寒,血气虚,脉不通。真邪相攻,乱而相引。故中寿而尽也。

【译文】

黄帝问:有人没有活到百岁就死了,这是为什么呢?

岐伯回答说:那是这种人的五脏都不坚实而功能失常,人中不深邃。鼻孔向外张开,呼吸急促。另外面部的颊侧和下颌塌陷,脉体薄弱血少,肌肉也不坚实。又屡次被风寒等外邪侵袭,使血气虚弱,血脉不通。总之,人体正气虚弱,正邪相攻,邪气就容易侵入人体,所以活不到百岁就死了。

贼风

黄帝曰:夫子言贼风邪气之伤人也①,令人病焉。今有其不离屏蔽,不出空穴之中,卒然病者,非不离贼风邪气,其故何也?

177

岐伯曰:此皆尝有所伤于湿气,藏于血脉之中,分肉之间,久留而不去;若有所堕坠,恶血在内而不去。卒然喜怒不节,饮食不适,寒温不时,腠理闭而不通。其开而遇风寒,则血气凝结,与故邪相袭,则为寒痹。其有热则汗出,汗出则受风。虽不遇贼风邪气,必有因加而发焉。

【注释】

①贼风:泛指一切病淫邪气。

【译文】

黄帝问:您经常讲四时不正之气侵袭人体,而使人生病。但是有的人并没有离开居处的房屋,或遮蔽得很严密的地方,而忽然生病,这是什么缘故呢?

岐伯说:这种情况的形成,都是因为平素为邪气所伤而未发现所造成的。或曾经为湿邪所伤,湿邪侵袭人体后而蕴藏在血脉和分肉之间,长久停留而不能消除;或者因从高处堕落,瘀血在内而未散。或暴喜大怒而情志活动过度,或饮食失宜,或寒温不调,致使腠理闭塞而壅滞不通。或在腠理开张之时,感受风寒之邪,使血气凝聚滞涩不通,新感风寒与以前湿邪相互搏结,便形成了寒痹。或者因为上述原因而致使身热汗出,在出汗时容易感受风邪。以上这些,即使没有遇到贼风邪气侵袭,也会因为原有宿邪与新感外邪相互纠结而发病。

黄帝曰:今夫子之所言者,皆病人之所自知也。其毋所遇邪气,又毋怵惕之所志,卒然而病者,其故何也? 唯有因鬼神之事乎?

岐伯曰:此亦有故邪留而未发,因而志有所恶,及有所慕,血气内乱,两气相搏。其所从来者微,视之不见,听而不闻,故似鬼神。

【译文】

黄帝问:像先生您所说的上述疾病发生的原因,都是病人自己能感受的。那些既没有遭受四时不正之邪气侵袭,也没有因恐惧等情志过度刺激的,却突然发生疾病的,是什么缘故呢? 真是因为有鬼神作祟吗?

岐伯说：这种情况也是因为先有宿邪留伏体内，尚未发作，而由于思想上有所厌烦的事，或有所钦羡的事，然而未能遂心，引起血气不和，逆乱的气血与藏伏体内的宿邪相搏结，所以就突然发病了。因为它的病因极为微妙，既看不见，也听不见，所以就好像鬼神作祟一般。

黄帝曰：其祝而已者^①，其故何也？

岐伯曰：先巫者，因知百病之胜，先知其病之所从生者，可祝而已也。

【注释】

①祝而已者：祝，祝由；已，病愈。祝由是古代精神疗法。吴鞠通："按，'祝由'二字，出自《素问》。祝，告也。由，病之所从出也。近时以巫家为祝由科，并列于十三科之中，《内经》谓信巫不信医不治，巫岂可列之医科中哉！吾谓凡治内伤者，必先祝由详告以之所由来，使病人知之，而不敢再犯，又必细体变风变雅，曲察劳人思妇之隐情，婉言以开导之，安言以振惊之，危言以惊惧之，必使之心悦诚服，而后可以奏效如神。"吴氏明确指出祝由科不得与巫医之流混同起来，并具体指明精神疗法的内容。

【译文】

黄帝问：这类疾病既不是鬼神作祟，那么用祝由之术能够治好，是什么原因呢？

岐伯说：那是因为古代的巫医们，先前已经掌握了疾病发生的内在制约关系，掌握了一定的治疗方法，所以再用祝由之术能把疾病治愈。

五味论

黄帝问于少俞曰：五味入于口也，各有所走，各有所病。酸走筋，多食之，令人癃；咸走血，多食之，令人渴；辛走气，多食之，令人洞心；苦走骨，多食之，令人变呕；甘走肉，多食之，令人悗心。余知其然也，不知其何由，愿闻其故。

少俞答曰：酸入于胃，其气涩以收，上之两焦，弗能出入也。不出即留于胃中，胃中和温，则下注膀胱。膀胱之胞薄以懦，得酸则缩绻，约而不通，水道不行，故癃。阴者，积筋之所终也，故酸入而走筋矣。

黄帝向少俞问道：饮食物进入口中，其五味各进入其所喜的脏器，在其影响下也会发生各自的病变。如酸味入于筋，多食酸味，则会使人小便不通；咸味于人血，多食咸味，则会使人口渴；辛味入于气，多食辛味，则会使人心闷空虚；苦味入于骨，多食苦味，则会使人发生呕吐；甘味入于肉，多食甘味，则会使人心胸烦闷。我已经知道五味过度，能发生这些病症，但是还不知其所以然也，希望能听听其中的道理。

少俞回答说：酸味入胃之后，因酸味涩滞，具有收敛作用，只能行于上、中二焦，而不能被迅速吸收转化排出，便就停流于胃中，若胃中温和，就促使其向下渗注至膀胱，而由于膀胱脬皮薄软，受到酸味刺激，便会受缩卷屈，导致膀胱出口处紧束不通，影响水液的排泄，以致小便不畅，而发生"癃闭病"。人体的前阴，是由周身宗脉汇聚而成，而肝主筋，所以酸走肝经之筋。

黄帝曰：咸走血，多食之，令人渴，何也？

少俞曰：咸入于胃，其气上走中焦，注于脉，则血气走之。血与咸相得则凝，凝则胃中汁注之。注之则胃中竭，竭则咽路焦，故舌本干而善渴。血脉者，中焦之道也，故咸入而走血矣。

黄帝问：咸味善走血分，多食咸味，则使人口渴，是什么原因呢？

少俞回答说：咸味入胃之后，咸味所化之气向上行走于中焦，再输注到血脉之中，与血液相和。咸味与血液相和，使血液浓稠，脉就凝涩，脉凝涩则需要胃中的津液不断补充调和，如此胃的水液则凝涩而干竭，由于胃液干竭，影响咽喉而感到焦躁，因而出现舌干口渴。血脉是中焦化生的精微输送于周身的通道，血液亦出于中焦，咸味上行于中焦，所以咸入胃之后,就并走入血分。

黄帝曰:辛走气,多食之,令人洞心,何也?

少俞曰:辛入于胃,其气走于上焦,上焦者,受气而营诸阳者也。姜韭之气熏之,营卫之气不时受之,久留心下,故洞心。辛与气俱行,故辛入而与汗俱出。

【译文】

黄帝问:辛味善走气分,多食辛味,使人觉得心中烦闷空虚,是为什么呢?

少俞说:辛味入胃治后,辛味所化之气向上行于上焦,上焦的功能是受纳自中焦而来的饮食精气,敷布于体表腠理而卫外。姜韭之气,熏蒸至上焦,影响营卫之气,如果辛味久留胃中,就会出现内心烦闷空虚的感觉。辛味走卫气,常与卫阳之气同行,所以辛味入胃之后,就会虽卫阳之气外达肌表,辛味也就随汗液而发散出来了,这就是辛味走气的道理。

黄帝曰:苦走骨,多食之,令人变呕,何也?

少俞曰:苦入于胃,五谷之气,皆不能胜苦。苦入下脘,三焦之道皆闭而不通,故变呕。齿者,骨之所终也,故苦入而走骨,故入而复出,知其走骨也。

【译文】

黄帝问:苦味善走骨,过食则令人发生呕吐,是为什么呢?

少俞说:苦味入胃之后,五谷的其他气味都不能胜过苦味。当苦味进入下脘之后,三焦的气机通路就阻闭不通了,如若三焦不通,则入胃之水谷,不得通调、输散,胃阳之气因而受苦味的影响而失常,因此胃气上逆而形成呕吐。牙齿是骨的外露部分,称骨之余,苦味入胃后,走骨也走齿。呕吐时,苦味又从骨齿外出,因此可以知苦味是走骨的了。

黄帝曰:甘走肉,多食之,令人悗心,何也?

少俞曰：甘入于胃，其气弱小，不能上至于上焦，而与谷留于胃中者，令人柔润者也。胃柔则缓，缓则虫动，虫动则令人悗心。其气外通于肉，故甘走肉。

【译文】

黄帝问：甘味善走肌肉，过食甘味则使人心胸烦闷，是为什么呢？

少俞说：甘味入胃之后，腻碍胃中气机，甘气柔弱而小，不能达于上焦，经常与饮食物一同留于胃中，所以胃气也柔润。胃柔则气缓，所以胃的功能减弱，肠中容易化生寄生虫，虫物因食甘味而在胃中蠕动而使人心胸闷乱。另外，由于甘味可以入脾，脾又主肌肉，甘味外通于肌肉，所以甘味善走肌肉。

通天

黄帝问于少师曰：余尝闻人有阴阳，何谓阴人，何谓阳人？

少师曰：天地之间，六合之内，不离于五，人亦应之，非徒一阴一阳而已也。而略言耳，口弗能遍明也。

黄帝曰：愿略闻其意，有贤人圣人，心能备而行之乎？

少师曰：盖有太阴之人，少阴之人，太阳之人，少阳之人，阴阳和平之人。凡五人者，其态不同，其筋骨气血各不等。

【译文】

黄帝向少师问道：我曾经听说人有阴、阳的不同，那什么样的人是属阴的？什么样的人是属阳的？

少师回答说：天地自然之间，四方上下之内，一切事物的归属，都离不开五行，人也不例外，人也和五行相应，并不仅仅分为阴和阳两种类型而已。这只是大概地说一说，其中复杂情形，很难用简单的语言将它叙述清楚。

黄帝问：希望能听听其中大概的情况，比如说有贤人圣人，才智是超群的，他们是否能够达到阴阳平衡，行为也不偏不倚的呢？

少师回答说：人大致可分为太阴、少阴、太阳、少阳、阴阳和平五种类型。这五种类型的人，他们的形态不同，筋骨的强弱，气血的盛衰，也各不相同。

黄帝曰：其不等者，可得闻乎？

少师曰：太阴之人，贪而不仁，下齐湛湛，好内而恶出，心和而不发，不务于时，动而后之，此太阴之人也。

【译文】

黄帝问：那么关于五种不同类型人的情况，可以让我听听吗？

少师回答说：属于太阴类的人，内心贪婪而不仁厚，表面谦虚，假装正经，而内心却阴险邪恶，好得而恶失，喜怒不形于色，不识时务，只知利己，见风使舵，行动上惯于后发制人的手段，这就是太阴之人的特征。

少阴之人，小贪而贼心，见人有亡①，常若有得，好伤好害，见人有荣，乃反愠怒，心疾而无恩②。此少阴之人也。

【注释】

①亡：泛指损失、不幸之事。

②心疾而无恩：对人心怀妒忌而忘恩负义。疾，妒忌。

【译文】

属于少阴类的人，喜欢贪图小利，暗藏害人之心，看到别人有损失，好像自己受益一样幸灾乐祸，好伤人，好害人，看到别人有了光荣，自己就感到恼怒，心怀嫉妒而从不感恩报德。这就是少阴之人的特征。

太阳之人，居处于于①，好言大事，无能而虚说，志发于四野②，举措不顾是非，为事如常自用③，事虽败而常无悔。此太阳之人也。

【注释】

①于于：自满自足，自鸣得意。《庄子·盗跖》："卧则居居，起则

于于。"

②志发于四野:形容好高骛远。

③为事如常自用:指常常意气用事,而自以为是。如,通"而",转接连词。

【译文】

属于太阳类的人,平时好处处表现自己,自鸣得意,喜欢说大话,却没有能力去实现,好高骛远,做事行动不顾是非,而经常自以为是,即使做事失败,也没有后悔之心。这就是太阳之人的特征。

少阳之人,谂谛好自贵①,有小小官,则高自宜,好为外交而不内附。此少阳之人也。

【注释】

①谂(shì)谛(dì):审慎。张景岳:"谂谛,审而又审也。"即反复考查研究,做事仔细。

【译文】

属于少阳类的人,做事精细审慎,好虚荣,有了小小的官职便沾沾自喜,就自我向外宣扬,善于对外交际,而不愿踏踏实实地埋头工作。这就是少阳之人的特征。

阴阳和平之人,居处安静,无为惧惧,无为欣欣,婉然从物①,或与不争,与时变化,尊则谦谦,谭而不治②,是谓至治③。古人善用针艾者,视人五态乃治之。盛者泻之,虚者补之。

【注释】

①婉然从物:婉然,和顺貌。善于顺从和适应事物的发展规律。

②谭而不治:用说服的方法以德感人,而不是用强力的方法统治人。谭,通"谈"。

③至治:最好的治理方法。至,极。

【译文】

属于阴阳和平类的人,生活安静,心中坦荡而不患得患失,不追求过分喜乐,顺从事物发展的自然规律,遇事从不计较个人的得失,善于适应形势的变化,地位虽高却很谦虚,常以理服人,而从不采用压制的手段整治别人,具有非常好的组织管理才能。这就是阴阳和平之人的特征。古代善于应用针刺艾灸治病的医生,便是根据观察五类人的类型特征,分别给以施治。即是气盛的用泻法,气虚的用补法。

黄帝曰:治人之五态奈何?

少师曰:太阴之人,多阴而无阳。其阴血浊,其卫气涩。阴阳不和,缓筋而厚皮。不之疾泻,不能移之。少阴之人,多阴少阳,小胃而大肠①,六腑不调。其阳明脉小而太阳脉大,必审调之。其血易脱,其气易败也。

【注释】

①小胃而大肠:胃小肠大。张景岳:"阳明为五脏六腑之海,小肠为传送之腑,胃小则贮藏少,而气必微,小肠大则传送速而气不畜,阳气既少,而又不畜,则多阴少阳矣。"

【译文】

黄帝问:对于五种形态的人,该怎样治疗呢?

少师回答说:属于太阴类的人,体质多偏阴却无阳。他们的阴血浓浊,卫气涩滞。阴阳不调和,所以表现为筋缓皮厚。治疗这样的人,若不能用急泻针法,便不能使他的病情好转。属于少阴类的人,体质为多阴少阳,他们的胃小而肠大,六腑的功能不够协调。胃小,足阳明经的脉气就微小,手太阳经的脉气就偏大,一定要详察阴阳盛衰的情况,审慎调治。这种类型的人容易脱损其血,其气也容易败亡。

太阳之人,多阳而少阴。必谨调之,无脱其阴,而泻其阳。阳重脱者易狂,阴阳皆脱者,暴死①,不知人也。

【注释】

①暴死:一指突然死亡;或一指突然不省人事的假死,急救得当,尚能

回生。

【译文】

属于太阳类的人，体质多阳而阴少。这种类型的人，一定谨慎地进行调治，只可泻其阳，而不能损耗其阴。阳气大脱则虚阳浮越，而易发狂躁，如若阴阳俱脱，便会暴死或突然不省人事。

少阳之人，多阳少阴，经小而络大。血在中而气在外，实阴而虚阳，独泻其络脉则强，气脱而疾，中气不足，病不起也。

【译文】

属于少阳类的人，体质多阳而阴少，这种类型的人，经脉深而属阴，络脉浅而属阳，经脉小而络脉大。血在中而气在外，所以在治疗时，应当补其阴经而泻其阳络，便能恢复健康。但若单独过分泻其阳络，就会迫使阳气快速耗损，从而导致中气不足，病就更难痊愈了。

阴阳和平之人，其阴阳之气和，血脉调。谨诊其阴阳，视其邪正，安容仪。审有余不足。盛则泻之，虚则补之，不盛不虚，以经取之。此所以调阳阳，别五态之人者也。

【译文】

属于阴阳和平类的人，其体质阴阳之气和顺，血脉谐调。在治疗时，应当谨慎地观察他阴阳的盛衰、正邪之气的虚实变化，并端详其容颜端仪。然后推断其脏腑、经脉、气血的有余不足。邪盛则用泻法，正虚则用补法，如果虚实不明显者，则根据病症所在的本经取穴治疗。以上就是调治阴阳，辨别五种不同类型人的标准。

黄帝曰：夫五态之人者，相与毋故，卒然新会，未知其行也，何以别之？

少师答曰：众人之属[①]，不如五态之人者，故五五二十五人，而五态之人不与焉。五态之人，尤不合于众者也。

【注释】

①众人:指《灵枢·阴阳二十五人》而言,与五态之人不同。

【译文】

黄帝问:上述五种形态的人,若素不相识,乍一见面,不了解他的行为作风和性格,又凭什么进行辨别呢??

少师回答说:一般人不具备这五种类型的人的特征,所以"阴阳二十五人"不包括在五种形态人之内。因为五态之人是具有代表性的比较典型的五种类型,他们和一般人是不相同的。

黄帝曰:别五态之人奈何?

少师曰:太阴之人,其状黮黮然黑色①,念然下意②,临临然长大,腘然未偻③。此太阴之人也。

【注释】

①黮黮(dǎn)然:形容面色阴沉的样子。黮,黑色。

②念然下意:指故作谦虚下气姿态。张景岳:"念然下意,意念不扬也。即上文'下齐'之谓。"

③腘然未偻:假作卑躬屈膝的姿态,而并非有佝偻病。张景岳:"腘然未偻,言膝腘若屈,而实非佝偻之疾也。"

【译文】

黄帝问:该如何分别这五种形态的人呢?

少师回答说:属于太阴类的人,面色阴沉黑暗,而且装作谦虚,身体虽高大,却假装卑躬屈膝,而并非真有佝偻病的姿态,这就是太阴之人的表形。

少阴之人,其状清然窃然,固以阴贼,立而躁崄,行而似伏。此少阴之人也。

【译文】

属于少阴类的人,外貌好似很清高,但行动却鬼鬼祟祟,深藏害人阴险之心,站立时常躁动不安,走路时好似伏身向前。这是少阴之人的形态。

太阳之人,其状轩轩储储,反身折腘。此太阳之人也。

【译文】

太阳型的人,看起来昂首挺胸,挺膝腆腹,显得高傲自负,一副妄自尊大的样子。这是太阳之人的形态。

少阳之人,其状立则好仰,行则好摇,其两臂两肘则常出于背。此少阳之人也。

【译文】

属于少阳类的人,在站立时习惯于把头高昂,行走时习惯于摇摆身体,常常双手反挽于其背后。这是少阳之人的形态。

阴阳和平之人,其状委委然,随随然,颙颙然,愉愉然,暶暶然,豆豆然,众人皆曰君子。此阴阳和平之人也。

【译文】

属于阴阳和平类的人,外貌从容稳重,举止大方,性格温和,善于适应环境,态度严肃,品行端正,待人和蔼,目光慈祥,作风磊落光明,举止适度,处事条理分明,大家都说是有德行的人。这是阴阳和平之人的形态。